老公生病

自己当医生

主　编：李　静
副主编：陈佑林

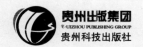

贵州出版集团
UIZHOU PUBLISHING GROUP
贵州科技出版社

图书在版编目(CIP)数据

老公生病自己当医生 / 李静主编. —贵阳：贵
州科技出版社，2012.4
（自己当医生）
ISBN 978 – 7 – 80662 – 459 – 3

Ⅰ. ①老… Ⅱ. ①李… Ⅲ. ①男性 – 常见病 – 诊疗
Ⅳ. ①R4

中国版本图书馆 CIP 数据核字（2012）第 019760 号

出版发行	贵州出版集团　贵州科技出版社	
地　　址	贵阳市中华北路 289 号（邮政编码：550004）	
网　　址	http://www.gzstph.com　http://www.gzkj.com.cn	
经　　销	全国新华书店	
印　　刷	贵阳科海印务有限公司	
版　　次	2012 年 4 月第 1 版	
印　　次	2012 年 4 月第 1 次	
字　　数	150 千字	
印　　张	7	
开　　本	787 mm × 1 092 mm　1/32	
印　　数	3 000 册	
书　　号	ISBN 978 – 7 – 80662 – 459 – 3	
定　　价	14.00 元	

丛书编写委员会

总主编： 陈佑林

编　委： （排名不分先后）

代建忠　罗丽丹　申　涛　罗　绪

徐　兰　李　静　陈佑林　李冬梅

张润洪

序 言

　　应贵州科技出版社有限公司的约请，我和几位同道编写了这套小小的、宗旨在于解决日常生活中所遇常见医疗问题的《自己当医生》丛书。我们的目的是让遇见这类问题的朋友能及时地找到解决基本方法——或者是自己解决，或者是前往能解决的正确的地方。有一句关于医学的名言是这样说的，一个好医生的标准是："自己能解决的问题自己解决；自己不能解决的问题，推荐病人到能解决问题的地方去解决。"疾病千差万别，对于病人来讲，治疗疾病的要旨在于找到一个正确的途径和准确的方法，我们的想法正在于此。

　　希望这几本小小的医书能给读者带来帮助，希望您在解决您的医疗问题时能想到我们的这几本小书——翻翻它，找到正确的途径。

　　作为丛书主编，我要特别感谢各位作者，是他们在百忙当中抽出时间来编写了这套丛书；也要感谢贵州科技出版社有限公司熊兴平编审，没有他的信任和督促，丛书不能完成。

陈佑林

2011年11月21日

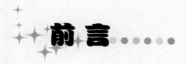

前言

　　当男人在为家庭撑起一片天时,所有的辛苦劳累在回家看到孩子灿烂的笑脸,妻子温暖的目光时都会一扫而光,总会觉得一切的付出都是值得的! 只是,工作生活……方方面面的压力总会让看似坚强的他疲累倦怠,疾病亦会在不知不觉间悄然袭来。这时的他,最需要的除了良好系统的医院治疗外,更需要的,是一双温暖柔情的手,是妻子温柔的照顾。生活中,妻子如果能够对男性常见、多发、易发的心身疾病有所了解,就会对老公照顾得更好,甚至可以防患于未然,避免许多对身体伤害极大的疾病。

　　本书旨在帮助妻子了解老公生病后该如何正确处理,包括医学的、心理的、日常生活当中的禁忌以及饮食、适当药膳、辅以按摩运动等,最主要的是简要介绍了在家中对一些常见疾病的简单处理和应对,对一些较大较重的疾病也指出了在何时在什么样的情况下去找专科医生进行全面诊治。避免盲目求医的困扰。

　　希望能以本书给每位为家庭付出的男人带来健康,为每位默默照顾着家人的妻子助一臂之力。

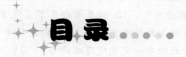

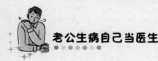

治疗方法？　10.什么是急性支气管炎？一般有哪些明显症状？什么季节是支气管炎最流行的季节？　11.如果老公患了急性支气管炎，是否可以用止咳药止咳？　12.如果老公患了支气管炎或者是咳嗽总是不好，是否应该做X线检查？　13.是否应该让老公定期做肺部检查？　14.做胸部X线检查一定能发现疾病吗？　15.如果老公家族中有肺病患者，是否老公也更容易患肺病？　16.如果老公经常抽烟，会有哪些害处？　17.如果老公咳嗽时，痰与血一起出现意味着什么？　18.如果老公在有痰时常咽下去，对身体有什么影响？　19.如果老公吸入了受污染的空气后会出现什么情况？　20.吸入尘埃后是否一定会引起肺部障碍？　21.哪些粉尘对肺伤害最大？　22.煤的粉末对肺有危害吗？　23.吸入粉尘等刺激物多长时间会出现症状？　24.什么叫肺炎？肺炎有哪些种类？如何确诊肺炎？　25.如果老公得了肺炎，大约几天可以痊愈？　26.肺部肿瘤是否都是癌症？　27.良性肺部肿瘤如何治疗？　28.肺癌多见吗？　29.吸烟者是否比不吸烟者更易患肺癌？　30.怎样才能发现是否患有肺癌？需要做哪些检查？　31.肺癌初期有什么症状？　32.如果老公胸及肺部受到外伤，重伤时能否在他躺着的情况下搬动？这样的重伤是否有救？　33.胸壁和肺的外伤最多见为哪几种？　34.如果老公胸部或肺受到外伤，紧急时应当如何处理？　35.哪些肺部疾病需要手术？　36.做大型胸廓手术后，几天后才能起床？

三、心血管疾病 ……………………………………………(12)

　　1.心脏的功能是什么？　2.怎样判断老公心脏的"结实"与"衰弱"？　3.心脏病有遗传性和家族性吗？　4.剧烈的运动会使正常心脏受到不良影响吗？　5.如果老公心脏衰弱，做剧烈运动会有危险吗？　6.老公吸烟，对心脏是否有影响？　7.老公饮酒的习惯对心脏有影响吗？　8.哪些药危害心脏？　9.极度兴奋是否不利于心脏？　10.悲痛和沮丧等精神负担是否会造成心脏破裂？　11.男性是否比女性易患心脏病？　12.如果老公肥胖，是否更容易患心脏病？　13.怎样知道心脏周围疼痛是心脏引起的还是其他器官引起的？　14.多长时间

炎,能治疗吗? 62.哪些心脏病必须用外科手术抢救? 63.心脏的手术危险吗? 64.患有心脏病的人是否都可以接受心脏手术? 65.心脏手术成功率高吗? 66.如果老公的心脏病通过心脏手术治好后,是否容易复发? 67.如果老公心脏手术成功,能否完全像正常人一样生活? 68.如果老公心脏手术效果不大理想,能否再次施行手术?
69.什么叫动脉硬化? 70.哪些人群容易患动脉硬化? 71.动脉硬化有哪些症状? 72.如果老公患有动脉硬化,就一定会出现严重的症状吗? 73.有没有防止动脉硬化的有效办法? 74.如果老公患了动脉硬化,有没有很好的治疗方法? 75.如果老公患了动脉硬化,静养是否有效?是否应该限制其活动? 76.如果老公长期过量饮酒,会加速动脉硬化吗? 77.如果老公长期吸烟,是否会加速动脉硬化?
78.如果老公患有动脉硬化,是否会自然好转? 79.手术对治疗动脉硬化是否有效? 80.什么叫血栓?造成血栓的原因是什么? 81.如果老公出现栓塞,会有什么情况?应当如何处理?

   1.头部受伤是否都属重伤? 2.如果老公头部受伤失去知觉,应怎样考虑和处置? 3.如果老公头部外伤并伴有神志不清,如何进行应急处理? 4.如何查明和处理头部受伤后引起的颅内出血? 5.头部损伤到何种程度需要做手术? 6.头皮裂伤是否属于重伤? 7.什么是脑震荡? 8.如果老公发生了脑震荡,怎样治疗? 9.如果老公在脑震荡后出现头痛、眩晕等症状是否永远不能消失? 10.脑震荡是否会引起严重后果?有哪些后遗症? 11.如果老公发生了脑震荡后遗症,应当如何治疗? 12.什么是昏迷?昏迷的原因有哪些?
13.昏迷是否会引起死亡? 14.如果老公突然昏迷,紧急时应如何处理? 15.什么是昏睡?昏睡的原因有哪些? 16.如果老公出现昏睡现象,应如何处理? 17.如果老公头痛,意味着什么? 18.过度紧张和劳累是否也会引起头痛? 19.经常头痛是否必须就医? 20.什么是偏头痛? 21.偏头痛是否能治愈? 22.避免密集性偏头痛的方法有哪些? 23.头痛患者的危险信号有哪些? 24.眩晕指什么?

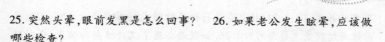

鼻出血,可采取哪些急救措施? 6.鼻塞由哪些原因引起? 7.什么是变应性鼻炎?变应性鼻炎有哪些主要症状? 8.如果老公患有变应性鼻炎,日常生活中应当如何护理? 9.什么是鼻息肉? 10.鼻息肉有哪些症状?如果老公出现鼻息肉,当如何处理? 11.如果老公患了鼻息肉,在日常饮食上可辅以食疗吗? 12.如果老公发生了鼻骨骨折,要如何处理?

1.老公意外发生唇部裂伤,严重时需要缝合吗? 2.老公唇周时常会长些小脓肿、粉刺、疖,有危险吗?需要治疗吗? 3.治疗唇部感染时应注意哪些事项? 4.如何治疗唇部感染? 5.唇部会发生肿瘤吗?唇癌是否常见? 6.唇癌形成的主要原因是什么?男性患唇癌的概率比女性大吗? 7.唇癌有哪些临床表现? 8.如果老公得了唇癌,可以治疗吗? 9.唇癌可以预防吗?如何预防老公发生唇癌? 10.在车祸中,老公发生颌骨骨折,这种骨折常见吗?如何治疗? 11.老公时常会有口臭现象,其原因是什么? 12.老公患有口臭,如何进行判断治疗? 13.对于口臭,中医是如何分型治疗的? 14.平时可使用哪些方法来缓解或消除老公的口臭? 15.牙周病是什么? 16.牙周病有哪些症状? 17.老公有牙周病,如何治疗? 18.牙周病可以预防吗?如何进行预防? 19.老公口腔黏膜出现白色斑点,是什么疾病? 20.口腔黏膜白斑是如何引起的? 21.男性是否比女性易患口腔黏膜白斑? 22.怎样预防治疗口腔黏膜白斑? 23.舌能反映全身性疾病吗? 24.除了全身性疾病外,舌遇到哪些刺激会出现变化? 25.舌炎是什么病? 26.如果老公舌部发生了炎症,如何治疗? 27.舌部肿瘤常见吗?一般可见哪些类型? 28.舌癌常见吗?主要发生在哪些部位? 29.导致舌癌的原因是什么? 30.舌癌如何诊断治疗?治愈率如何? 31.如何预防、降低舌癌的发生?

1.什么是咽炎?咽炎是病吗? 2.咽炎有哪些症状? 3.如果老公患了咽炎,应该如何治疗?局部治疗有效吗? 4.可以使用含片、漱

口药等减轻老公的咽炎症状吗？ 5.什么是慢性咽炎？其病因有哪些？ 6.慢性咽炎的症状有哪些？如果老公患了慢性咽炎,如何治疗？ 7.如果老公有慢性咽炎,日常生活中要注意哪些方面？ 8.中医是如何认识慢性咽炎的？ 9.老公突发声音嘶哑,其一般性病因是什么？ 10.声音嘶哑时间过长当如何认识处理？ 11.喉部肿瘤常见吗？ 12.喉癌在哪个年龄层多见？ 13.做过喉摘除术的人还能讲话吗？

1.皮肤是身体器官吗？有哪些功能？由哪些部分构成？ 2.皮肤病多见吗？ 3.护肤品对皮肤有害吗？老公不愿意使用护肤品,认为女性才需要皮肤保养,这个观点正确吗？ 4.老公喜欢日光浴,这对皮肤和健康有好处吗？ 5.阳光对哪些皮肤病有治疗作用？ 6.老公年龄渐长,如何能防止皮肤皱纹和脸上斑点(老年斑)的产生？ 7.老公腋下总会有汗臭味,是病？什么原因引起的？ 8.狐臭如何治疗？ 9.日常生活中如何减轻狐臭？ 10.老公常会在皮肤痒或者有皮肤过敏或是皮肤有问题时使用氟轻松,正确吗？ 11.什么是癣？癣病有哪些常见类型？ 12.如果老公有癣证,如何治疗？ 13.中医是如何认识癣证的？ 14.如何预防癣病的反复发生？治疗时生活习惯上应注意些什么？ 15.什么是灰指甲？ 16.灰指甲是怎样产生的？ 17.灰指甲有哪些症状？如果老公患有灰指甲,要如何治疗？ 18.日常生活中怎样预防灰指甲？ 19.什么是疣？疣是如何产生的？ 20.如果老公出现疣,如何治疗？ 21.什么是皮脂腺囊肿？ 22.如果老公出现皮脂腺囊肿,如何治疗？ 23.脂肪瘤是常见疾病吗？ 24.如果老公有了脂肪瘤,如何治疗？ 25.什么是纤维瘤？ 26.如果老公患了纤维瘤,如何治疗？ 27.什么是单纯疱疹？ 28.如果老公患了单纯疱疹,如何进行治疗？ 29.什么是带状疱疹？ 30.如果老公得了带状疱疹,如何治疗？ 31.如何预防老公发生带状疱疹？ 32.皮肤癌常见吗？ 33.皮肤癌能治好吗？ 34.如何早期发现皮肤癌？ 35.如果老公患了皮肤癌,如何治疗？ 36.痣有危险吗？哪些变化可能是恶性变？ 37.什么是脂溢性皮炎？ 38.如果老公患了脂溢性皮炎,如何

状？ 15.老公患有腰椎间盘突出,要如何治疗？ 16.如果老公患有腰椎间盘突出,日常生活中要注意什么？ 17.慢性腰痛的一般治疗方法有哪些？ 18.什么是风湿？ 19.关节炎是什么？ 20.常见的关节炎有哪些？ 21.什么是类风湿性关节炎？类风湿性关节炎的主要表现是什么？好发于哪类人群？ 22.什么是骨关节炎？ 23.骨关节炎好发于哪些关节？其主要症状有哪些？ 24.如果老公患了骨关节炎,应当如何处理以减轻症状？ 25.什么是外伤性关节炎？ 26.如果老公膝盖有积液,会是外伤性关节炎引起的吗？ 27.如果老公因伤致膝盖有积液,可以"抽水"吗？ 28.老公发生了外伤性关节炎,一般要做何处理,多久能够完全恢复正常？ 29.什么是细菌性关节炎？其主要症状是什么？ 30.如果老公患了细菌性关节炎,应如何处理？

31.什么是痛风？好发于哪类人群？ 32.什么是痛风性关节炎？ 33.痛风有家族性吗？ 34.急性痛风发作的原因是什么？其典型症状是什么？ 35.老公发生了痛风症状,但觉得几天就好了,不愿做系统治疗,会有何后果？ 36.如果老公有关节红、肿、热、痛现象,如何确诊是否属于痛风？ 37.如果老公患了痛风,有没有对痛风行之有效的治疗方法？ 38.如何能够做到痛风病的早期发现？ 39.老公已确诊患有痛风,如何预防发作？ 40.如何给已患痛风的老公从饮食上进行调理？ 41.可的松能够治疗关节炎吗？ 42.阿司匹林对治疗关节炎有何效果？ 43.抗菌素对治疗关节炎有效吗？ 44.经常有人为患关节炎的患者推荐温泉浴,温泉浴对关节炎有治疗效果吗？ 45.局部热敷及电透热疗法对关节炎有效吗？ 46.特殊的饮食疗法对关节炎患者有作用吗？ 47.有人说,拔牙可以减轻关节炎症状,是正确的吗？

48.有人对老公说摘除扁桃体及洗涤结肠等方法可以减轻关节炎,可能吗？ 49.手术可以缓解关节炎的疼痛吗？ 50.气候的变化对于关节炎有影响吗？ 51.什么是滑囊炎？哪些部位易患滑囊炎？ 52.滑囊炎有哪些常见症状？ 53.如果老公患了滑囊炎,如何治疗？ 54.如果摘除了滑囊,手足及关节还能正常活动吗？ 55.老公的滑囊炎已经治疗痊愈,有复发的可能吗？ 56.神经－肌肉疾病一般有哪些？

57.神经－肌肉疾病主要有哪些症状？ 58.什么是重症肌无力？
59.如果老公有肌无力表现,如何处理？ 60.什么是进行性肌肉萎缩
症？ 61.如果老公患了进行性肌肉萎缩症,可以治疗吗？

十四、消化道疾病 ···(110)

1.老公时常出现咽不下食物或者吞咽较困难情况,是怎么回事？
2.如果老公经常呕吐未消化食物是什么原因？ 3.如果老公经常呕
吐泛酸的食物或胃内容物是什么原因所致？ 4.食道在什么情况下会
引起炎症？ 5.食道炎是大病吗？ 6.食道炎有哪些主要症状？ 7.如
果老公患了食道炎,应如何治疗？ 8.中医如何认识治疗反流性食道
炎？ 9.什么是食道憩室？ 10.如果老公出现了咽食管憩室,会有什么
症状？ 11.食道憩室如何治疗？ 12.什么是贲门痉挛？其症状主要
有哪些？ 13.如果老公出现贲门痉挛症状,应当如何治疗？ 14.什么是
胃？胃有哪些功能？ 15.什么是胃病？ 16.胃发生障碍的常见病变
有哪些？ 17.什么是十二指肠？十二指肠功能有哪些？ 18.十二指
肠的一般性疾病有哪些？ 19.哪类人群最易发生胃和十二指肠障碍？
20.如何才能将胃的功能障碍控制到最小限度内？ 21.医生是怎样
对胃和十二指肠疾病做出正确诊断的？ 22.胃和十二指肠障碍的最
常见症状有哪些？ 23.消化不良的一般症状有哪些？ 24.造成消化
不良的原因有哪些？ 25.如果老公出现消化不良症状,如何治疗？
26.中医如何认识治疗消化不良？ 27.胃的障碍是指哪些症状？
28.有时有胃障碍表现时,老公会用自我催吐的方法,可取吗？ 29.老
公习惯在吃饭时喝水、汤,是否为不良习惯？ 30.炎热季节里是否最好
吃一些清淡食物？ 31.老公患有慢性胃炎,是如何引起的？ 32.应如
治疗慢性胃炎？ 33.如果老公患了慢性胃炎,日常生活中应该如何进
行调养？ 34.急性胃炎是怎么引起的？ 35.急性胃炎有哪些症状？
36.如果老公患了急性胃炎,应当如何治疗？ 37.老公发生急性胃
炎时,饮食上应注意些什么？ 38.十二指肠炎是什么原因引起的？
39.医生是如何判断十二指肠炎的？ 40.如果老公患了十二指肠炎,
应当如何治疗？ 41.中医如何认识治疗十二指肠炎？ 42.什么是消

化性溃疡？ 43.消化性溃疡有哪些类型？ 44.消化性溃疡是什么原因导致的？ 45.如何判断老公是否患了消化性溃疡？ 46.要确诊老公所患是否消化性溃疡需要做哪些检查？ 47.如果老公患了消化性溃疡，会对身体产生哪些危害？ 48.如果老公患了消化性溃疡，应该如何治疗？ 49.老公患了消化性溃疡后，在日常生活中应当如何调理？ 50.如果老公做了溃疡手术，术后在饮食上应当注意些什么？ 51.溃疡术后多长时间做定期检查？ 52.是否所有的胃部肿瘤都是恶性肿瘤？ 53.对于胃部非恶性肿瘤如何治疗？ 54.胃癌能治愈吗？ 55.哪个年龄段最易患胃癌？ 56.胃癌可以预防吗？ 57.如何诊断胃癌？ 58.如果患了老公患了胃癌，如何治疗？ 59.胃癌患者在饮食上应注意些什么？ 60.什么是便秘？ 61.便秘通常有哪些类型？如果老公出现便秘，可以通过饮食来调理吗？ 62.中医如何认识治疗便秘的？ 63.日常生活中有哪些方法可以减轻或治疗便秘？ 64.什么是肠炎？ 65.如何诊断肠炎？ 66.如果老公患了肠炎，应当如何进行治疗？ 67.肠炎可以预防吗？哪些方法可以预防肠炎的发生？ 68.老公患了慢性肠炎，生活上如何进行调养？

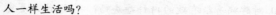

一、发热与感冒

1.什么叫感冒？

通常指鼻和咽喉发生的急性炎症。

2.感冒与流行性感冒一样吗？初期症状是否相同？

不一样，感冒主要由病毒、副流感病毒等引起。流行性感冒是由流感病毒引起。感冒与流行性感冒的初期症状是一样的。

3.感冒的病因是什么？感冒传染吗？

感冒的病因是病毒。感冒的传染性很强。

4.怎样预防老公发生感冒？

感冒迄今尚无可靠的预防方法。健康生活，积极锻炼，是减少感冒发生的良好手段。

5.抗生素对治疗感冒有效吗？

无效的。因为感冒主要是由病毒引起。

6.感冒时，测量体温是否重要？

重要，每天可量3次。如果出现高烧，就要考虑是否并发症开始出现。

7.正常体温在哪个范围？

腋温法测量36～37℃为正常值。使用口温法测量，其温度标准为：36.3～37.2℃为正常体温。肛温法测量，其正常体温为36.5～37.7℃。

8.如何区别发热程度？

使用腋温法测量，其温度标准为：36～37℃为正常体温，

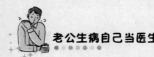

37.1～38℃为低热,38.1～39℃为中等发热,39.1～40℃为高热,40.1℃以上为超高热。体温如果出现35.8℃、35.9℃也属正常情况,低于35.8℃时,有可能是营养不良或者是癌症晚期、恶液质病人。

使用口温测量,37.3～38℃为低热,38.1～39℃为中等发热,39.1～41℃为高热。

当感冒发热达到中度以上时必须去医院进行治疗。

9. 在家中就能使用的降温方法有哪些?

(1)冷敷法。用冷水毛巾、冰帽或冰袋敷在病人前额上,以降低头部温度。

(2)酒精(乙醇)擦浴法。通常用40%～50%的乙醇或60°白酒兑一半水,擦洗病人颈部、腋下、腹股沟、腘窝等处(病人有畏寒或寒战时则不宜用此法)。

(3)温水擦浴法。水温在32～35℃,方法与酒精擦浴法相同。但是,如果体温上升到39℃以上,切勿再使用热敷退烧,应以冷敷处理,以免体温继续升高。

(4)因感冒而引起的发热,要按时给老公服感冒药如氨咖黄敏胶囊、板蓝根冲剂、银翘片等。如有咳嗽或稠痰不易咳出时,可用蒸汽吸入治疗,有助于稀释和排出痰液。

10. 当身体出现发热反应时应当马上用退烧药吗?

不是。发高烧是体内抵抗感染的机制之一。我们的身体由升高体温来调动自身的防御系统杀死外来病菌(一般来说,病菌在39℃以上时就会死亡),从而缩短疾病时间、增强抗生素的效果。如果在感冒初起时(37～38.5℃)使用药物来退烧,会使体内的细菌暂时变成假死状态,并使他们产生抗药性,一旦死灰复燃,往往更难治疗,所以还没到高烧时先不要用药。但持续高热可严重地损害心、脑、肝和肾等器官，容易引起很多并发症。所以出现高热时要及时用药物治疗，但一定要在医生的指导下用药。

11. 感冒一般可持续多少时间？怎样为老公选择治疗感冒的最佳方法？

单纯的感冒要持续4~7天。在感冒初期注意适当休息，多饮水是最好的治疗。如果出现发烧或者咳嗽时，最好去医院检查以确认是否有支气管炎等并发症。

12. 感冒的并发症有哪些？什么情况下易引起并发症？

感冒一般不会有并发症。但连接鼻咽的黏膜是通向副鼻窦、耳、气管、支气管以及肺脏的，如果不注意休息，导致抵抗力降低，则可能导致这些器官受到伤害。

13. 当老公得了感冒，饮食上应该注意什么？

饮食上要注意相对清淡些，不能不进食或者过多饮食。同时注意多饮水，适当补充水分，并以新鲜果汁等及时补充维生素C。

14. 什么叫流感？有潜伏期吗？

流感即"流行性感冒"，是由一种传染性较强的病毒引起的疾病。常有发烧、咳嗽、流鼻涕、咽痛、全身酸痛等症状。其潜伏期一般有1~3天。

15. 如果老公在流感期间连续咳嗽，是否说明患了肺炎？

不是，咳嗽的原因往往是因为气管的某个部位受到刺激而引起的。

16. 流感一般会持续几天？

流感伴有发烧的急性期一般持续4~7天，长者约10天。但在此后的几周内往往也会有身体不适的感觉。

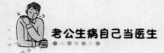

17. 流感时,发烧为什么会持续 4 ~ 7 天?

因为引起流感的病毒与细菌感染同时出现,所以发烧便持续存在。

18. 抗生素对治疗流感有效吗?

有一定的疗效,但并非是针对治疗流感的,而是预防因细菌两次感染而造成的并发症。其治疗方法与治疗感冒基本相同,多休息,多饮水。

19. 流感的主要并发症是什么?

支气管炎和肺炎。

20. 有预防流感的疫苗吗?

有。但种类很多,且只有针对该组病毒的特定疫苗才有效。

21. 注射疫苗应间隔多长时间?

注射流感疫苗应间隔一年。

22. 中医如何认识和治疗感冒的?

中医认为,感冒从以下几方面进行辨证论治。

(1)风寒感冒。

症见:恶寒、发热、无汗、头痛、四肢酸痛、鼻塞流清涕、喉痒、咳嗽、声重、吐痰清稀、舌苔薄白、脉浮紧。

治法:辛温发表,宣肺散寒。

方药:荆防败毒散加减。

(2)风热感冒。

症见:发热、恶风、头痛、有汗或无汗、咳嗽、咳黄稠痰、咽喉红痛、舌尖红、舌苔薄白微黄、脉浮数。

治法:辛凉解表,清热肃肺。

方药:银翘散加减。

（3）暑湿感冒。

症见：畏寒、发热、口淡无味、头痛、头胀、腹痛、腹泻等。此类型感冒多发生在夏季。

治法：解表、清暑、祛湿。

方药：藿香正气散加减。

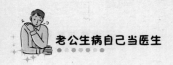

二、支气管、肺部疾病

1. 如果老公患有呼吸器官疾病应在何时求医？

发高烧超过 24 小时，便应前往医院就诊。

2. 如果老公患有呼吸器官疾病，可以抽烟吗？

不可以。因为香烟会强烈刺激呼吸器官，尤其是鼻、咽喉、支气管等上呼吸道的黏膜，从而加重炎症。故此，不仅老公本人不应吸烟，且家人也不能抽烟。

3. 什么叫"吸烟咳嗽"？

这是吸烟过多的人常出现的症状。如果老公经常抽烟，这种刺激性症状常多发，但这种症状并非只是由香烟刺激而引起，所以经常出现则应请医生检查有没有潜藏其他疾病。

4. 咳出来的痰的数量和性质对于判定潜在疾病的程度和性质是否很重要？

非常重要。如果是单纯的支气管炎，痰一般很少。如果是支气管扩张症，痰不但很多，而且有脓，呈黄色或绿色。如果是肺脓肿，则会出现腥臭痰、带血痰。如果是肺结核或肺癌，更会常出现血痰。

5. 如果老公出现血痰，是否意味着患有肺结核或肺癌？是否一定要做细致的检查？

如果老公出现血痰，并不一定意味着患了肺结核或肺癌。一般的急性支气管炎和副鼻窦炎、咽喉炎等较轻的疾病

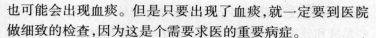

也可能会出现血痰。但是只要出现了血痰,就一定要到医院做细致的检查,因为这是个需要求医的重要病症。

6. 什么是哮喘?

哮喘是指引起呼吸困难并伴有声带肿胀的喉部急性炎症。

7. 什么是喉炎?

喉黏膜发炎,分为急性和慢性两种。常常由病毒和细菌感染所引起。

8. 慢性喉炎的症状一般有哪些? 会影响发声吗?

慢性喉炎的症状一般有:嘶哑、声带充血、肥厚、息肉样变等。治愈后不会影响发声,几天后就可自然发声了。

9. 急性喉炎的症状一般有哪些? 有哪些治疗方法?

急性喉炎的症状一般有:喉部疼痛、咳嗽,有痰不易咳出,发热,声音嘶哑,严重者接近于失声。治疗方法主要有:禁言(尽量少说话);多饮水或茶、果汁等;可作雾化治疗;如有感染,可使用抗菌素;体温恢复正常前应卧床休息;可用阿司匹林等消炎药和镇静解热药减轻头痛和局部疼痛。

10. 什么是急性支气管炎? 一般有哪些明显症状? 什么季节是支气管炎最流行的季节?

支气管黏膜的炎症,一般是由于细菌或病毒感染,或者是有害气体刺激而引起,往往作为感冒或者流感的并发症出现。其典型症状主要有咳嗽、咳痰、发热。一般来说,冬季是支气管炎最繁发的季节,受寒、疲劳等原因均会导致支气管炎的发生。

11. 如果老公患了急性支气管炎,是否可以用止咳药止咳?

最好不服药。咳嗽固然是一个重要症状,但咳嗽时可以咳出积存于支气管的多余的黏液和分泌物。当然,为了让这些黏液和分泌物能顺利咳出,应做一些软化处理,并尽量减轻咳嗽。

12.如果老公患了支气管炎或者是咳嗽总是不好,是否应该做 X 线检查?

必须到医院做 X 线检查,以确定是否有更严重的病灶或其他并发症。

13.是否应该让老公定期做肺部检查?

是的。在没有特殊情况,或者说没有发生病变的情况下,最好让老公一年或者两年做一次肺部检查。

14.做胸部 X 线检查一定能发现疾病吗?

一般来说,都可准确地发现疾病。当然,最好是在下结论前,隔段时间再做一次检查,或者进行 CT 等检查。

15.如果老公家族中有肺病患者,是否老公也更容易患肺病?

不是。肺部疾病主要由传染所引起,如结核。在一个家庭中,某一个家庭成员患有结核而未被发现,便会传染给其他家庭成员。

16.如果老公经常抽烟,会有哪些害处?

吸烟会直接刺激鼻、咽、喉、支气管黏膜和组织。如果吸烟过多,易患慢性支气管炎、支气管扩张症、肺气肿、肺癌等疾病。

17.如果老公咳嗽时,痰与血一起出现意味着什么?

主要提示结核与肺癌,两者是咯血的最主要原因,但在咽喉、喉头、支气管等组织的血管有轻度破损时,也会出现咯血现象。因此,如果有上述情况,必须要到医院咨询医生并做详细检查。

18. 如果老公在有痰时常咽下去,对身体有什么影响?

如果把痰咽下,会引起消化器官障碍,所以不能把痰咽下。另外,如果痰里有结核菌,还会给肠造成感染。如有痰时,必须把痰咯出吐在纸巾或容器里,以免细菌扩散。

19. 如果老公吸入了受污染的空气后会出现什么情况?

主要会刺激咽喉、支气管和肺的黏膜,减弱这些器官对感染的抵抗力,并易罹患肿瘤。

20. 吸入尘埃后是否一定会引起肺部障碍?

不一定。即使长期吸入各种各样的尘埃和烟雾,也不一定就会患肺病。但是如果长期生活在尘埃、烟雾弥漫的地方,必然会对肺及呼吸道有很大影响。

21. 哪些粉尘对肺伤害最大?

硅土(即石英)、石棉、滑石、甘蔗、棉纱、铍等的粉尘。

22. 煤的粉末对肺有危害吗?

煤的粉末会沉淀于肺中,造成黑肺情况。煤矿工人固然深受其害,城市居民亦会出现这样情况。但若没有其他因素,不会再出现其他特别的症状。

23. 吸入粉尘等刺激物多长时间会出现症状?

一般两年左右。

24. 什么叫肺炎?肺炎有哪些种类?如何确诊肺炎?

肺炎是指肺部的肺泡感染,通常是急性的。肺炎一般分为细菌性肺炎、病毒性肺炎及霉菌和其他微生物造成的肺炎。一般常见的是病毒造成的肺炎,细菌性肺炎(大叶性肺炎)已大大减少。一旦怀疑患了肺炎,应及时去医院做进一步检查,以明确诊断并及时治疗,以免贻误病情。首先应向医生讲清自己的发病情况及症状,对患有肺炎的病人一般做血常规检查及 X 线胸片检查即可确诊。

25. 如果老公得了肺炎,大约几天可以痊愈?

只要治疗及时,一般 5 ~ 14 天即可治愈。但是在烧退和停用抗菌素后,应静养 2 ~ 3 天。

26. 肺部肿瘤是否都是癌症?

不是。也有良性肿瘤,即肺腺肿,但恶性肿瘤居多。

27. 良性肺部肿瘤如何治疗?

术前如果无法判明肿瘤是良性还是恶性,即便不是癌症,也要像治疗恶性肿瘤一样,采用手术方法治疗。

28. 肺癌多见吗?

肺癌是癌中较常见的一种。尤其多见于男性。

29. 吸烟者是否比不吸烟者更易患肺癌?

是的。吸烟者患肺癌的概率要比不吸烟者高出 10 倍以上。

30. 怎样才能发现是否患有肺癌?需要做哪些检查?

最好的办法是每年做相关检查。如胸透、CT 等。

31. 肺癌初期有什么症状?

肺癌初期症状有:长期咳嗽、胸痛,有血痰、咯血现象。胸部 X 检查时,可发现典型的阴影。

32. 如果老公胸及肺部受到外伤,重伤时能否在他躺着的情况下搬动?这样的重伤是否有救?

如果胸及肺部受到外伤,重伤时不能搬动。因为胸的外伤会使呼吸非常困难,所以在搬动时,最好采用半坐式。这样的重伤,虽然严重,但并非无救,大多数均可通过及时的手术治疗而获救。

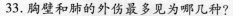

33. 胸壁和肺的外伤最多见为哪几种?

常见的有:胸廓症状严重的跌打损伤;肋骨及胸骨骨折;肋骨骨折时骨折端尖锐处或锐器造成的肺部裂伤;胸膜腔出现空气或血液(血气胸);肺由于自发性气胸或内出血而破裂;胸部刺伤或枪伤。

34. 如果老公胸部或肺受到外伤,紧急时应当如何处理?

如果胸壁伤口很大,或有空气进入伤口时,应立即堵塞,防止空气从外部进入胸膜腔。出现胸廓进气的外伤时,必须用纱布绷带或胶布(如果紧急身边没有这些时,也可撕破衣服充当)紧紧盖住伤口。然后迅速送往医院进行急救。

35. 哪些肺部疾病需要手术?

肺部感染,肺、胸腔外伤,肺囊肿、肺良性及恶性肿瘤。

36. 做大型胸廓手术后,几天后才能起床?

一般来说,2~3天后就可以起床。但要遵医嘱进行术后治疗及护理。

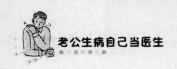

三、心血管疾病

1.心脏的功能是什么？

心脏是为血液不间断注射全身的各个血管提供动力的肌肉器官,起着泵的作用。心脏有如一个拳头的大小,每天平均输送 7 000 升血液。生命只要不息,心脏就会不间断跳动,每分钟平均搏动 70 次。如果心脏活动衰弱,血液循环就会不畅,全身各组织的功能就会逐渐紊乱或丧失。

2.怎样判断老公心脏的"结实"与"衰弱"？

"结实的心脏",是指构造正常,能发挥正常作用的心脏。"衰弱的心脏",是指患有疾病,或生来就有构造缺陷而无法发挥正常功能的心脏。这样的判断主要取决于医生的诊察及一些必要的检查,如 X 线透视、拍片,心电图等。

3.心脏病有遗传性和家族性吗？

一部分心脏病有家族性,但大部分心脏病不会遗传。如果老公家人发现有心脏病史,最好让老公到医院请医生做针对性检查,同时也了解一下预防措施。

4.剧烈的运动会使正常心脏受到不良影响吗？

不会。

5.如果老公心脏衰弱,做剧烈运动会有危险吗？

如果老公心脏衰弱,是不能做剧烈运动的。但这并不意味着就要把老公完全视作病人,一定要遵照医嘱,根据他心脏的适应能力进行运动。

6. 老公吸烟,对心脏是否有影响?

吸烟对心脏极为不利。吸烟会使向心脏输送血液的动脉发生收缩,减少血液流量,造成心脏供氧不足。心脏病患者吸烟时,会引起冠状动脉痉挛和脉搏不齐,甚至使血压上升。所以如果老公有心脏病,一定要戒烟。

7. 老公饮酒的习惯对心脏有影响吗?

如果酒量不大或不经常饮酒,不会影响心脏。但是如果有心脏病,必须根据自己的心脏状况来限定自己的酒量,保证不危害到心脏。如果常饮酒过量,会明显地危害心壁的肌肉。

8. 哪些药危害心脏?

大部分药不会直接危害心脏。如要服药,一定要遵照医嘱。

9. 极度兴奋是否不利于心脏?

如果是正常的心脏,情绪的骤然变化一般是能够很好地承受的。但是如果精神长期处于紧张状态,久之则可能引发心脏疾病。面临危险时产生的异常紧张,有时亦会使正常心脏骤停。如果心脏本身功能衰退,则情绪的紧张等是非常有害的。

10. 悲痛和沮丧等精神负担是否会造成心脏破裂?

正常心脏不会因情绪过激而破裂,破裂的只是因心肌梗塞而衰弱的心壁。

11. 男性是否比女性易患心脏病?

男性比女性易患冠状动脉心脏病(冠心病),也即供血不足性心脏病。因此,在患有心绞痛和心肌梗塞的人当中,男性多于女性。但在其他类型的心脏病方面，男女差别就没有这么大了。

12. 如果老公肥胖，是否更容易患心脏病？

肥胖者患冠心病的多于其他人群。但其他类型的心脏病并不明显地多见于胖人。总的说来，肥胖会带给已经衰弱或患病的心脏极大负担。

13. 怎样知道心脏周围疼痛是心脏引起的还是其他器官引起的？

要判断心脏周围疼痛是否真正发自心脏，必须到医院咨询医生并做心电图等相关检查才能确定。

14. 多长时间为老公的心脏做一次检查最为合适？是不是只做心电图就能判断心脏的状况？

如果老公没有心脏病史，可以无须专门检查心脏，只要定期体检就可以了。但如果老公患有心脏病，则必须遵医嘱定期检查心脏。检查时间间隔的长短要根据其症状而定。只做心电图不能判断心脏的状况，心电图只提供补充性信息，不能依赖心电图作判断。有时心脏患有严重疾病，心电图却显示完全正常，反之，有时在常规检查中心脏基本正常，而心电图却不正常。

15. 常见的导致心脏病的原因有哪些？

导致心脏病的常见原因有：风湿热、高血压、冠心病、慢性肺疾病、先天性心脏异常。

16. 什么叫血压？

血压是指心脏收缩时给予动脉的压力。血液依靠这一压力在整个身体的血管中进行适当而不间断的循环。心脏必须进行强烈的收缩以维持充分的压力。心脏靠这种压力克服长达几千米的毛细血管的阻力而使血液流通，且还要余下部分压力来充分满足在其末梢血管之间完成化学物质交换的需要。

17.正常血压值是多少?

血压因年龄不同有细微的差异。一般而言,收缩压的正常范围在 90～140mmHg,舒张压范围为 60～90mmHg。

18.如果老公肥胖,是不是血压就会高?

相对而言,肥胖者确实有高血压倾向。

19.老公常说头痛、头晕、疲倦,是高血压的一般症状吗?

高血压一般并没有单纯的由于血压升高而引起的症状。诸如高血压患者常说的头痛、头晕、疲倦等症状是由高血压以外的原因所造成。

20.老公情绪变化大,对血压是否有影响?

有影响。没有规律的生活或是情绪变化过大均可造成血压升高。一般来说,情绪变化过大与其说是导致高血压的原因,还不如说它会使高血压患者的病情进一步恶化。

21.食盐、香辛调料是导致高血压的原因吗?

不一定。但有数据表明,摄取食盐过多的地方或人群,患高血压的人较多。

22.老公如果患了高血压,自己是否知道?

不一定。有许多人患了高血压几年自己也未发现,因为并未有症状出现。

23.身体对高血压的反应方式是否一样?

不一样。如女性对高血压的抵抗力要比男性高得多。同时,个人身体状况不同,对高血压反应的方式是不一样的。

24.什么原因导致了高血压?

主要由于身体中的小动脉变细,心脏要把血液输送到全

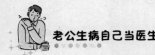

身组织,就要进一步加强收缩,从而使得血压升高。

25. 高血压有遗传因素影响吗?

原发性高血压是会受到遗传因素影响的。父母双方都是高血压的孩子有一半以上患高血压的可能。但若父母双方中只有一方是高血压,则孩子不一定患高血压。

26. 如何预防老公出现高血压?

原发性高血压是无法预防的。但可以通过咨询医生采取一些相应措施把血压调整到正常状态。

27. 如果老公得了高血压,能治愈吗?

应该说高血压是无法完全治愈的。采用药物治疗可降低血压,从而把潜在的伤害减小到最低限度。治疗高血压行之有效的办法是:药物治疗,注意生活方式、调节起居,肥胖者须减轻体重及接受医生的建议和定期检查。

28. 什么是冠状动脉疾病?

冠状动脉是从心脏出来的大动脉的分支,左右各有一支,围绕心脏壁给心脏肌肉提供营养的血管。冠状动脉发生损伤或功能障碍,妨碍血液向心脏肌肉供应的情况,都是冠状动脉疾病。

29. 冠状动脉疾病与遗传因素有关吗?

有一定关系,但是遗传因素并不是患冠状动脉疾病的首要和唯一原因。

30. 引起冠状动脉疾病的病因有哪些?

引起冠状动脉疾病的病因主要有:糖尿病、高血压、血液胆固醇升高、肥胖、吸烟过多、动脉硬化等。

31. 什么叫心肌梗塞?

从冠状动脉分支出来的一根血管内的血液完全停止流

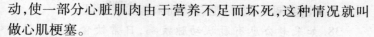

动,使一部分心脏肌肉由于营养不足而坏死,这种情况就叫做心肌梗塞。

32.心肌梗塞的原因是什么?

最常见的原因是血液在冠状动脉中形成血栓,造成冠状动脉闭塞。这种血栓一般发生在由于动脉硬化症等已损伤了的动脉上。

33.如果老公患有冠状动脉疾病,手术有效吗?

有效。

34.如果老公得了心肌梗塞,如何进行治疗?

最重要的治疗是在发病初期绝对静养,并限制活动,发病后几天内吸氧。当然这些治疗主要由医生根据病情来判断决定。

35.如果老公患了心肌梗塞,需要休息多久才能回到工作岗位?

这要取决于病情。一般发作后经过 3～4 个月就可回到工作岗位,但工作量不宜过大,避免肉体上过度的劳累和精神上的紧张。

36.抗凝血药可以用于心肌梗塞吗?

可以。抗凝血药用于治疗心肌梗塞的原因在于:①防止由于动脉出现的血栓扩张,造成主动脉或动脉的其他分支堵塞。同时也是为了防止心肌缺血加重而造成伤害扩大。②防止心脏壁内侧或足静脉形成凝血。血栓脱落,会与血流一起流到脑、肾、手足、肺等处,导致堵塞而形成栓塞。

37.剧烈的运动后是否会引起心脏病?

一般来说,剧烈运动不会成为心脏病发作的主要原因。当然也有剧烈运动之后出现心脏病发作的案例。但通常是

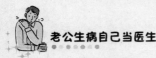

因为患者已有冠心病,只是发病前未有觉察而已。

38.如果老公患有冠状动脉疾病,日常饮食上应当注意些什么?

一般来说,动物的肉、牛奶、奶油等乳制品所含有的饱和脂肪酸、普通砂糖及含有大量胆固醇的食物等应避免食用或尽量少食用。

39.如果老公患有冠状动脉疾病,吸烟有影响吗?

在同等条件下,吸烟越厉害的人越易患冠状动脉疾病。已经患有冠状动脉疾病则绝对不能吸烟。

40.心绞痛发作可以预防吗?

在某种程度上可以预防。诸如避免过度劳累和精神上的兴奋,尽量生活规律,并适当服用药物,这些措施可以极大地预防心绞痛发作。如果保养得当,甚至可以完全避免发作。

41.如果老公患有心绞痛,是否一定会患心肌梗塞?

不一定。当然,与健康人相比,心绞痛患者患心肌梗塞的可能性大很多。

42.哪种年龄是心脏病高发段?

40~60岁是心脏病的高发期,所以这个时候要引起更多的注意并做相应地预防。

43.男性是否比女性更易患心脏病?

是的。男性患冠状动脉疾病的概率约为女性的3倍以上。

44.紧张情绪对心脏病发作有多大影响?

情绪紧张是引起心脏病发作的原因之一,但是同时必然还有其他原因的影响。单纯的情绪紧张,一般不会引起发作。

45. 心脏病发作前能够预知吗？

不一定能预知。心脏病发作的患者往往是看起来很健康的人或是发作之前心电图显示正常的人，所以是在没有明显前驱症状下发作。但是也有病人在剧烈发作前几周或几个月就有胸闷、胸痛等症状，只是未能引起重视。

46. 什么叫心律不齐？

心脏收缩不是有规律、周期性地进行，而是紊乱的跳动。

47. 如果老公出现心律不齐，是否会妨碍心脏功能？

有时出现的心动过速或心动过缓，一般不会影响心脏功能。但除此之外的心律不齐会严重妨碍血液循环。

48. 心律不齐能治愈吗？

由医生来使用特定药物，一般都可以得到较好地治疗。

49. 心动过缓有什么危害？

有时会焦躁不安，但通常没有什么危害。

50. 什么叫心悸？心悸意味着就有心脏病吗？

心悸是指自觉心跳过快而且异常强烈。有时心悸与心律不齐有关。但心悸并不意味着得了心脏病。情绪紧张且忧虑的人最易发生心悸。

51. 什么叫阵发性心律不齐？

通常指心脏突然跳动过快，也指心脏突然按别的节律跳动。发作往往没有前兆。

52. 如果老公出现阵发性心律不齐，将会持续多长时间？

不确定。有时2～3分钟，有时可能会持续几天。

53. 阵发性心律不齐是否只会出现在患病的心脏？

也常出现在心跳完全正常的心脏。

54. 如果老公有阵发性心律不齐，怎样治疗？

这种情况如果经常出现，最好到医院咨询医生，由医生

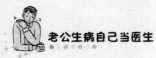

来诊查治疗。

55. 什么叫房颤？其原因是什么？

房颤亦即心房纤维性颤动，是指心房的收缩微弱且完全无规律，即是说心脏原本有规律的跳动已陷入完全紊乱的状态。

56. 如果老公出现房颤，还可以恢复到正常节律吗？

通过服药或者电击等治疗，可以恢复到正常节律上。但也有些即便一时恢复了正常节律，还会迅速返回到心房纤维性颤动上。

57. 什么叫心脏杂音？

心脏杂音是指心脏跳动时出现的异常声音，有功能性和器质性两种。

58. 如何区别功能性心脏杂音与器质性心脏杂音？

功能性心脏杂音是正常的心脏出现的杂音；而器质性心脏杂音是一种与心脏病有关的杂音。

59. 怎样判断老公是否有心脏杂音？

需要医生根据相关诊查确定，并判断其属于功能性还是器质性。

60. 有杂音就意味着有心脏病吗？

不是。很多情况都是正常的心脏出现杂音，而这并不是疾病。

61. 什么叫细菌性心内膜炎？如果老公得了细菌性心内膜炎，能治疗吗？

风湿热和先天性心脏病以及有病变的心脏瓣膜和内壁尤其易受细菌感染，这种感染所引起的炎症医学上就称为细菌性心内膜炎。细菌性心内膜炎是非常严重的病症，如不及时治疗,便会使心脏瓣膜受到无法挽回的破坏。同时,细菌会随着血流进入到全身各个器官,从而使这些器官亦受到严重损害。如果得了细菌性心内膜炎,大部分的感染均已有了有效的治疗方法。所以必须到医院就诊,以期得到及时有效的治疗。

62.哪些心脏病必须用外科手术抢救?

(1)先天性心脏病:动脉管未闭;房室隔缺损症;肺动脉口狭窄;主动脉缩窄;儿童患有导致先天性紫绀的疾病。

(2)后天性心脏病:风湿性心脏病;冠状动脉疾病;心包炎;心脏损伤;刺伤或枪伤;心室瘤。

63.心脏的手术危险吗?

随着医学的进步,心脏手术的危险性大多已得到有效控制。

64.患有心脏病的人是否都可以接受心脏手术?

只是特殊的心脏病才会求助于外科手术治疗。

65.心脏手术成功率高吗?

心脏手术成功率约在90%以上。

66.如果老公的心脏病通过心脏手术治好后,是否容易复发?

不容易复发的。

67.如果老公心脏手术成功,能否完全像正常人一样生活?

无论手术多么成功,做了心脏手术的人通常也需要在某种程度上限制身体活动。

68.如果老公心脏手术效果不大理想,能否再次施行手术?

可以的。

69.什么叫动脉硬化?

正常动脉壁柔软而富有弹性,可以随着心脏收缩产生的血压的变化扩张或收缩。如果动脉增厚变硬或出现动脉硬化,动脉壁就会失去弹力而变得僵硬,血管会逐渐变窄,最后完全堵塞而致血液无法流通。

70.哪些人群容易患动脉硬化?

糖尿病患者、肥胖者、高血压以及高血脂病人。

71.动脉硬化有哪些症状?

动脉硬化发生的部位和程度不同,症状也不尽相同。如果是心脏动脉硬化,会导致心绞痛;如果是发生在腿部动脉上,会出现间歇性跛行等。

72.如果老公患有动脉硬化,就一定会出现严重的症状吗?

不一定。动脉硬化轻,几乎不会出现什么症状。

73.有没有防止动脉硬化的有效办法?

没有。但可以通过减轻体重、减少食用胆固醇过多的食物,高血压者降低血压等手段来推迟动脉硬化。

74.如果老公患了动脉硬化,有没有很好的治疗方法?

对于动脉硬化的治疗效果是因人而异的。有的可以取得令人满意的治疗效果。具体方法应到医院咨询医生并全面系统地进行治疗。

75.如果老公患了动脉硬化,静养是否有效? 是否应该限制其活动?

为了改善血液循环,静养对于动脉硬化是有效的。如果老公动脉硬化症状明显,应当适当限制其活动,必须在依然减少的血液循环所允许的范围内进行有限活动。

76.如果老公长期过量饮酒,会加速动脉硬化吗?

不会。据数据表明,适量饮酒,尤其是红酒,会减弱动脉硬化的发生。

77.如果老公长期吸烟,会否加速动脉硬化?

吸烟确实是加速动脉硬化的一大原因。

78.如果老公患有动脉硬化,是否会自然好转?

绝大多数患有动脉硬化的患者都不能自然好转。但大多数人症状比较稳定,可以正常生活。

79.手术对治疗动脉硬化是否有效?

通常情况下是无效的。

80.什么叫血栓? 造成血栓的原因是什么?

血栓是指血液在血管内凝固。造成血栓的一般原因有:血管疾病或血管损伤,且又出现凝血机制的障碍;手术后血液停滞时可能发生;身体衰弱的人可能发生。

81.如果老公出现栓塞,会有什么情况? 应当如何处理?

如果老公出现栓塞,往往会出现突然发生的冲击。如转移到脑动脉,会形成脑卒中;堵塞肺部,则会突然出现休克或胸痛、咯血、呼吸困难等症状;堵塞腹动脉,则出现腹痛或血尿等症状。如果出现以上情况,应及时送往医院,在医院接受全面系统地诊查与治疗。

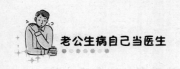

四、头部疾病

1. 头部受伤是否都属重伤?

不是。头部的外伤有轻有重,轻的如头皮裂伤,重的是伴有昏迷的严重脑损伤。由于颅骨对脑起着一种相当坚固的保护作用,所以一般的头部受伤只是表皮损伤。当然,如发生严重事故时,也会出现颅骨断裂乃至脑裂伤和脑挫伤等严重的脑损伤。

2. 如果老公头部受伤失去知觉,应怎样考虑和处置?

如果头部受伤并失去知觉,说明颅骨内部受到损伤。极有可能是颅骨骨折,要立即送医做如 X 线检查等相应的诊查。神志不清的症状即便只有几秒钟,也要密切观察 1 ~ 2 天,注意是否有颅内出血的迹象。

3. 如果老公头部外伤并伴有神志不清,如何进行应急处理?

(1)睡下时要取侧卧位或半卧位,以减少吸入呕吐物的危险。

(2)用消毒绷带或干净手绢把头皮外伤部位包扎起来以减少出血。

(3)平放于担架上迅速送到医院就诊,同时注意保持呼吸道通畅。

4. 如何查明和处理头部受伤后引起的颅内出血?

颅内出血的前兆:有的在受伤几小时后就会出现;有的

要在几周或几月之后方会出现;有的乍看是轻伤,实际上已然发生颅内出血。所以,对于是否并发颅内出血一定要十分仔细地进行观察。受伤几周或几月后出现颅内出血的前兆是头痛、神志恍惚、精神混乱等症状。

如果事故发生后出现颅内出血,必须立即手术。即便没有明确颅内出血,只要有可疑症状时,也需进行探查手术。

5. 头部损伤到何种程度需要做手术?

事故发生后,首先就医。有下列情形之一的必须手术:①开放性复杂骨折;②颅骨骨折碎片刺入颅腔,压迫脑组织;③并发颅内出血;④脑脊液不断从鼻腔流出。

6. 头皮裂伤是否属于重伤?

不一定。头皮裂伤常伴有大出血,所以看上去会很严重,但通常情况下出血会自然止住或通过止血手段止住。如果头皮裂伤较大,则要进行外科治疗,同时一定要细心查看颅骨和脑。

7. 什么是脑震荡?

脑震荡是一种头部外伤。头部受到撞击,伴有几秒钟或几分钟神志不清,在伤后的一段时间里常出现头痛、眩晕等现象。脑震荡一般不会造成身体运动障碍,但会伴有轻微的精神障碍和不安等情绪。

8. 如果老公发生了脑震荡,怎样治疗?

脑震荡一般会自然恢复,不需要特别治疗。但要注意的是有没有出现神志恍惚或一侧的手脚活动障碍等症状。这些症状一般由颅内出血所造成,此时就必须就医了。

9. 如果老公在脑震荡后出现头痛、眩晕等症状是否永远不能消失？

这些症状会慢慢减轻并消失的，所以不用特别紧张。

10. 脑震荡是否会引起严重后果？有哪些后遗症？

一般不会，但也有少数人头部受伤后在脑的周围出现血块（硬膜下血肿）。其症状有时几周或几月方才表现出来。因此，即便头部受轻伤但某些症状一直持续不断时，必须定时到医院神经外科进行检查。

脑震荡后遗症主要会在脑震荡发生后出现一系列症状，如头痛、眩晕以及强烈的疲劳感、精力衰退、头部压迫感及缺少耐性等，此外由于精神上的原因，也往往会有不安、忧郁、烦躁等情绪。

11. 如果老公发生了脑震荡后遗症，应当如何治疗？

最关键是心理治疗。必须要长期进行心理治疗，同时也不能让患者脱离工作和平常生活的环境，尽量让他做一些力所能及的工作。

12. 什么是昏迷？昏迷的原因有哪些？

昏迷、昏倒是指供给脑的血液一时减少所造成的短时间神志不清。

13. 昏迷是否会引起死亡？

引起死亡的极少，一般会自然而然地恢复神志。

14. 如果老公突然昏迷，紧急时应如何处理？

此时应立即使他平卧，头和身体一样高或稍低一点，为了便于呼吸，还要将其衣领解开。

15. 什么是昏睡？昏睡的原因有哪些？

昏睡是指持续地处于神志不清的状态。

16.如果老公出现昏睡现象,应如何处理?

必须马上送往医院住院,待医生查明原因后进行治疗。

17.如果老公头痛,意味着什么?

头痛是一种常见的症状,但并不是一个病名。引起头痛的原因很多,常见的可分为以下几种:

(1)血管性头痛如偏头痛、丛集性头痛,是一种发作性颅内血管收缩、局部血流减少,引起视觉症状,继而引起颅外动脉扩张,出现头痛。

(2)紧张性头痛,又称肌收缩性头痛或神经性头痛,是最常见的功能性头痛,呈间断发作,常由紧张、焦虑、疲劳、书写和阅读姿势不正等因素,引起头面部或颈部肌肉持续收缩,而产生头痛。

(3)良性功能性头痛,如原发性搏动性头痛;冷刺激性头痛;良性咳嗽性头痛;良性劳累性头痛;外部压迫性头痛;性活动头痛等。

(4)中枢性头痛。包括①占位性头痛,由脑肿瘤、脑囊肿引起,头痛呈进行性加重,为剧烈钝痛,可伴有眩晕、恶心呕吐等颅内压增高症状。②感染性头痛,由结脑、病脑等各种脑炎、脑膜炎、蛛网膜炎所致,常有发热等感染症状。③脑血管病变性头痛,见于脑出血、脑梗塞、脑外伤、脑血管畸形、风湿性脑血管炎等。

(5)颅神经痛。包括①三叉神经痛,为发作性,呈电击样疼痛,持续数十秒至数分钟,伴有面肌抽搐。②枕神经,为枕后风池部位呈电击样疼痛或刺痛。

(6)五官科头痛。包括①耳源性头痛,如中耳炎、乳突炎引起;②齿源性头痛,如牙痛引起;鼻源性头痛,如鼻窦炎、鼻咽癌引起;③眼源性头痛,如屈光不正、青光眼引起。

(7)症状性头痛,如发热、感染、高血压等。

(8)颈椎性头痛,常因颈椎病引起。

18.过度紧张和劳累是否也会引起头痛?

会。这是头痛的一个常见原因。

19.经常头痛是否必须就医?

是的,当头痛长时间不愈时,就应咨询相关科室的医生,做相应检查及治疗。

20.什么是偏头痛?

偏头痛是一种常见的症状。指半边头部突发的阵发性头痛,未发作时与正常人无异。

21.偏头痛是否能治愈?

可以。需要咨询医生查明病因并对症下药。

22.避免密集性偏头痛的方法有哪些?

密集性偏头痛影响的90%是男性。这种头痛有复发的倾向,可能连续数周每天都发作,有时甚至持续数月。其发病原因未知,但可能与荷尔蒙或遗传因素有关。目前,有人正在研究睾丸酮(男性荷尔蒙)与密集性偏头痛的可能关联。同时,医生们也注意到一个共同现象,即患密集性偏头痛的男性,往往都有烟瘾。因此,最好尽快戒烟,或者减少吸烟量。而且勿小睡。如此一来,或许可以正式告别密集性偏头痛。

23.头痛患者的危险信号有哪些?

头痛往往可能暗示严重的疾病,如果老公的头痛带有下列症状,应引起警惕,尽快去医院进行检查。

(1)老公已年过四十,而且在这之前,从未发生复发性的头痛。

(2)头痛的部位不同。

(3)头痛越来越剧烈。

(4)头痛越来越频繁。

(5)头痛的原因不明确,和往常不同。

(6)头痛伴有神经方面的症状,例如麻痹、头晕、视线模糊或丧失记忆。

(7)头痛和其他疾病同时出现。

(8)头痛和其他部位疼痛同时出现。

24.眩晕指什么?

眩晕是指感到自己周围在旋转或感到失去空间平衡,因而不能保持平衡状态。眩晕的出现往往说明前庭器官出现了异常。

25.突然头晕,眼前发黑是怎么回事?

可能是短暂性脑缺血发作。对于吸烟者、嗜酒者以及患有原发性高血压、冠心病、高脂血症的老年人最容易发生短暂性脑缺血发作。如果老公经常出现突然头晕,眼前发黑的症状,最好到医院去做一下血常规、血黏度、心电图、脑电图、脑血流图及颅脑 CT 检查,由医生制定专业治疗方案。

26.如果老公发生眩晕,应该做哪些检查?

一旦发生眩晕,应定期到医院做血压、心音、心律等体格检查以及血常规、尿常规、血脂、血黏度、心电图、脑电图、脑血流图、前庭功能检查、眼底检查、脑脊液检查、颈椎摄片、头颅 CT 及核磁共振等检查,防患于未然。当然,以上检查项目必须根据需要在医生的指导下选择进行。

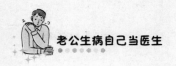

五、神经系统疾病

1. 什么是坐骨神经痛?

多指由于腰椎间盘突出而引起的神经痛。

2. 什么是椎间盘突出? 有哪些症状?

椎间盘突出通常指相邻的两块椎骨之间的软骨突出。常由关节炎、脊柱扭伤等造成软骨突出,压迫从脊椎发出的神经根,使通路产生强烈痛感。脊柱的任何一个部位都会发生这种突出,并在其突出位置周围出现痛感或其他症状。最常见的是腰部椎间盘突出;颈部也常出现椎间盘突出,但比腰部少,可引起颈部和上肢疼痛。

3. 如果老公患有椎间盘突出,如何治疗?

需睡在硬板床上,并对腰部保温。可用阿司匹林类止痛剂缓解疼痛。如经常疼痛且难以忍受,须手术治疗。平时也可做中医推拿、理疗等。

4. 如果老公需要做椎间盘突出手术,有危险吗? 手术成功率多大?

一般来说是没有危险的。手术后,约85%以上的患者疼痛完全消失或基本消失。

5. 椎间盘突出手术后需要住院几天? 椎间盘手术会妨碍性生活吗?

术后需住院7～10天。手术不会妨碍性生活。

6. 椎间盘突出症治愈后是否会复发？

基本上不会。但偶有例外。

7. 神经的损伤是怎么造成的？

跌打损伤、扎伤、裂伤、刀伤、枪伤等都会损伤神经。

8. 哪些部位的周围神经最易损伤？

四肢的周围神经最易受损。

9. 如果老公周围神经受损，会有哪些症状？

主要表现为受损神经分布区特定部位的肌肉麻痹或感觉迟钝。

10. 神经损伤都要手术治疗吗？

不一定。只是在神经被切断时方需手术。

11. 周围神经损伤的手术治疗效果如何？

通过手术将断裂的神经接好，神经就能够恢复正常功能。但是并非所有的手术都能成功，有时还需要进行外科整形来弥补手术的缺陷。同时在上述治疗过程中，理疗是非常重要的辅助手段。

12. 什么是面部神经麻痹？

面神经麻痹是指面部神经发生炎症，面部一侧肌肉麻痹，脸和嘴向健侧歪斜，眼睛不能完全闭合。

13. 造成面神经麻痹的病因是什么

一般来说，大多数人是因为在身体虚弱状态下受风而致，或是长期受风。但总体病因尚不清楚。

14. 如果老公得了面神经麻痹症，其病程约多久？最终能否痊愈？

其病程持续 2~3 个月，并有自然复原的趋势。一般情况下面神经麻痹基本是能痊愈的，但亦会有个别患者麻痹的一侧面部会一直有些轻微活动障碍。

15. 如果老公得了面神经麻痹症,怎样治疗?

可使用肾上腺皮质激素,多数情况下疗效确切。同时给麻痹的面部盖上一个小遮盖物。亦可对麻痹的肌肉进行电刺激。可使用中医针灸疗法,适当服用中药。此外,患者要保持身体健康,饮食适宜,并按医生要求服用维生素。

六、眼部疾病

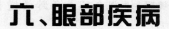

1. 眼的定期检查一年几次为宜?

一般来说,眼的定期检查以每年一次为宜。近视患者每隔6个月至一年检查一次,40岁以下的远视患者至少一年检查一次,40岁以上人群每年检查一次为佳。

2. 眼压是否要做定期检查? 眼压检查痛吗?

眼压也应该定期检查,在定期进行的眼部检查中即可进行。眼压检查没有明显疼痛感。

3. 老公眼或眼皮发痒、肿胀一般由什么引起?

眼睛发痒往往是因为对花粉、烟尘、香粉、肥皂等过敏而引起。只要离开过敏原,症状便会消失。眼皮的肿胀却是一个信号,长期出现眼皮肿胀,需要咨询医生并做肾功能检查。如果起床时微有肿胀,活动后便消失,这样情况一般不作病态考虑。

4. 老公眼皮发红是什么原因引起的?

眼皮发红的原因往往与头皮的病变有一定关系,头皮的脱落或其他头皮症会导致眼皮发红。风沙、烟尘的刺激,视神经疲倦、过敏,或者患慢性结膜炎等亦是导致眼皮发红的重要因素。

5. 男子是否较女子易患近视眼?

不是的。近视眼并无明显的性别倾向。但是近视眼有遗传的倾向,如果父母都近视,子女患近视眼的概率会大大增加。

6.老公是近视眼,近视会随着年龄的增长而恶化吗? 可以通过手术矫正吗?

有一定影响。近视眼的眼球比正常眼球大,而身体的增长,眼球也会随之变大。

现在有针对近视眼的外科治疗。如缩小眼球的手术,激光治疗近视眼等。但一定要找医生做严格的专业检查,确定是否可进行手术。

7.远视眼有什么症状?

远视眼的眼球比正常眼球要小,可以看清远处而看不清近处的物体。但是如果是高度远视,则连远处的物体也看不清。

8.男子是否较女子易患远视?

远视眼与近视眼一样,并无男女性别的差异。

9.有无方法预防远视?

没有。

10.如果老公出现远视,是否不要过多看书?

只要佩戴合适的眼镜就可以正常阅读。

11.远视可以手术治疗吗?

至今为止,尚无治疗远视的外科手术。

12.老公眼睛挠伤或眼里落入异物时怎么办? 紧急时如何处理?

用麻醉剂点眼。通常可以在用麻醉剂点眼后,以消毒湿棉签把异物擦掉。如果深夜找不到医生,在家里用麻醉眼药点眼并戴上眼罩,以此来减轻疼痛,保持眼睛清洁。采取这些应急措施之后,第二天一早立即到医院找眼科医生进行治疗。

13. 如果老公眼睛出现意外,过几小时后才去治疗眼睛要不要紧?

短时间内不用特别担心,但是尽量不要超过 12 小时。

14. 异物如灰尘、铁片等进入眼睛是否会引起严重后果?

异物如果只是在表面,一般没有危险。但如果贯穿眼球就非常严重了,必须立即送医进行紧急治疗。

15. 老公眼皮上常长麦粒肿,什么原因?

如果老公眼皮上常长麦粒肿,一般来说有如下原因:

(1)身体不是很健康,抵抗力较弱。

(2)常患结膜炎。

(3)眼睑炎症所致。

(4)不注意眼部卫生。

16. 麦粒肿如何治疗?一般需要几天才能治愈?

一般处理可用温湿巾敷贴患处,并用抗菌素眼药水点眼便可治愈。严重时亦可切开麦粒肿,并服用抗菌素。一般来讲,普通麦粒肿大概一周左右便能治愈。

17. 麦粒肿和霰粒肿如何区别?

从症状上来说,麦粒肿与霰粒肿相似,均会出现肿胀、剧痛、眼皮充血等。但麦粒肿大多是单个肿粒,而霰粒肿往往在一个地方出现后又在别的部位长出。

18. 如果老公出现的是霰粒肿,如何治疗?治愈后是否还会长出来?

大部分霰粒肿处理与麦粒肿的处理方法是一样的。但如果处理后不见效果则需要切除。

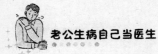

19. 什么是结膜炎？结膜炎是怎样引起的,有哪些症状？

覆盖在白眼球和眼睑内面的薄膜发炎就叫结膜炎。结膜炎的发生往往因外伤、感染、变态反应引起。结膜的外伤主要由阳光、烟尘、风沙刺激而引起;感染则主要由链球菌、葡萄球菌、淋菌所引起。外伤性结膜炎症状主要有眼睛充血、发痒、发热、大量流泪。感染性结膜炎除以上症状外,还有眼睛分泌物增多。过敏性结膜炎症状有眼睛和眼睑出血、发痒、发热、流泪。结膜炎往往会伴有鼻和咽喉症状。

20. 如果老公得了结膜炎,如何治疗？需要几天才能治愈？

如果是外伤性结膜炎,可使用具有轻微收敛性的眼药点眼;感染性结膜炎使用抗菌素眼药点眼;过敏性结膜炎用抗组胺剂或可的松眼药点眼。如果无其他并发症,2~4天便可治愈。

21. 结膜炎传染吗？怎样才能防止其扩散？

只有感染性结膜炎会传染。如果老公发生了感染性结膜炎,最好隔离,并分开使用肥皂及毛巾,以免传染给家人。

22. 结膜炎会永久损害视力吗？

结膜炎只要没有并发症,是不会损害视力的。

23. 结膜炎有哪些并发症？

主要有角膜溃疡等。角膜溃疡发生的程度虽然不同,但是都有可能留下损害视力的瘢痕。

24. 什么是流行性角结膜炎？有哪些症状？

流行性角结膜炎是由病毒感染所致的传染性眼病,是一种急性结膜和角膜疾患,在世界各地和各季节均可流行。流行性角结膜炎的致病病原体是腺病毒,以腺病毒8型最常见,常造成暴发流行。

流行性角结膜炎初为急性滤泡性结膜炎,继则出现角膜炎。①急性结膜炎期:潜伏期为 5～12 天,多为双侧,一眼先起,常伴有头痛、疲劳、低热等全身症状。自觉有异物感、刺痒,但分泌物少,且为水样。少数患者结膜上可见伪膜,结膜高度充血、水肿,在下睑结膜及穹隆部有多的圆形滤泡,有时结膜下可出现点状出血,耳前淋巴结肿大,且有压痛。5～7 天后,结膜炎症状逐渐消退。②浅层点状角膜炎期:结膜炎症消退后,有时患者仍感怕光、流泪、异物感及视力模糊。病程可达数月或数年,浸润逐渐吸收后,常可留下不同程度的薄翳,一般对视力无大影响。

25. 流行性角结膜炎怎样治疗?

以局部用药为主,并服用抗病毒药物。0.1% 疱疹净、0.5% 环胞苷、0.05%～0.2% 阿糖胞苷或 4%～5% 吗啉双胍等眼药水,白天可每小时点眼 1 次。在角膜炎期加点 0.5% 醋酸可的松液或 0.1% 地塞米松液每日 4 次,或由医生使用氢化可的松、强的松龙的混悬液做结膜下注射,每次 0.2～0.3 毫升,可以帮助抑制炎症,促进浸润吸收。抗生素(如氯霉素、金霉素等)点眼每日 4 次,它们虽然对病毒无效,但可预防继发性细菌感染,在角膜不染色后,加点狄奥宁液促进混浊吸收。

26. 如果老公患了流行性角结膜炎,会对眼睛造成终身损害吗?

不会的。一般来说,只要正确及时治疗,2～3 天便可治愈。

27. 什么是沙眼?沙眼是怎样引起的?

沙眼是由沙眼衣原体引起的一种慢性传染性结膜角膜

炎,是致盲眼病之一。因其在睑结膜表面形成粗糙不平的外观,形似沙粒,故名沙眼。

28. 沙眼有哪些症状?如果老公患了沙眼,应如何治疗?

其症状主要有:多为急性发病,患者有异物感、畏光、流泪,有很多黏液或黏液性分泌物。数周后急性症状消退,进入慢性期,此时可无任何不适或仅觉眼易疲劳。如于此时治愈或自愈,可不留瘢痕。但在慢性病程中,于流行地区,常有重复感染,病情加重。角膜上有活动性血管翳时,刺激症状变为显著,视力减退。晚期常因后遗症(如睑内翻、倒睫、角膜溃疡及眼球干燥等)症状更为明显,并严重影响视力,甚至失明。治疗上,在早期可使用抗菌素眼药或软膏,如利福平、四环素、金霉素、土霉素、红霉素、磺胺及氯霉素等对沙眼衣原体有抑制作用的眼药或软膏。

29. 如何预防沙眼?

(1)饮食适宜,注意卫生,不用手揉眼,毛巾、手帕要勤洗晒干。

(2)避免与沙眼患者接触,不与沙眼患者共用毛巾和脸盆。

(3)如果家居住于沙眼蔓延区,当感到眼睛不适时,立即前往医院请医生检查治疗。

30. 什么是视网膜?视网膜有什么功能?

视网膜在眼球内侧后部,是眼球的感光部位,负责把光的刺激变为神经刺激,再把它传递给脑。

31. 什么是视网膜剥离?视网膜剥离是怎样造成的?

视网膜剥离是指视网膜从附着在眼球内侧的位置脱离开来。外伤、炎症、高度近视、脉络膜肿瘤等都可造成视网膜剥离。

32.男性比女性易患视网膜剥离吗？怎样确诊视网膜剥离？

在视网膜剥离的患者中，男女患者比率没有明显差异。要确诊视网膜剥离,应在有可疑症状如眼前模糊、纱蒙眼、或眼前有闪光样感觉时到医院就诊,由眼科医生通过观察视网膜后即可确诊。当然,早期阶段剥离较轻时,由于不在中心位置,所以要确诊还需要配合其他相应的检查。

33.如果老公出现视网膜剥离,会造成什么障碍？

如果老公出现了视网膜剥离,一定要及时进行治疗,如不治疗会导致失明。

34.生活中,怎样防止出现视网膜剥离？

高度近视者须特别注意头部不要受外伤。其他并无有效的预防措施。

35.如果老公出现视网膜剥离,要怎样治疗？如果不治疗会造成什么后果？

（1）电针治疗。用电针进行电透热治疗,使剥离的视网膜粘着在外侧的巩膜上。

（2）使用激光对剥离部分进行粘着。

（3）对剥离开来的视网膜上的巩膜进行冷冻。

（4）切除部分巩膜缩短眼球,使视网膜再次附着在眼球内壁。

（5）恶性肿瘤造成剥离时,只有摘除眼球。

如果拒不进行治疗,极可能会导致失明。

36.什么是青光眼？

青光眼是一种发病迅速、危害性大、随时导致失明的常见眼病。特征是眼压间断或持续性升高的水平超过眼球所能耐受的程度而给眼球各部分组织和视功能带来损害,导致视神经萎缩、视野缩小、视力减退,失明只是时间的迟早而已,在急性发作期24～48小时即可完全失明。青光眼属双眼性病变,可双眼同时发病,或一眼起病,继发双眼失明。

37. 如何知道老公患了青光眼?如果患了青光眼,不治疗会自然好转吗?

急性青光眼伴有剧痛、视物模糊,可立即知道患了青光眼。慢性青光眼则要通过医生检查来发现。患了青光眼,必须及时进行治疗,不治疗是不会自然好转的。

38. 青光眼是如何引起的?男性是否比女性多见?

青光眼分原发性青光眼与继发性青光眼。原发性青光眼病因不明确,多与先天因素有关。继发性青光眼多由虹膜炎、葡萄膜炎、玻璃体出血、眼内肿瘤、外伤等造成晶状体偏位等眼病而致。青光眼的发病女性多于男性。

39. 如果老公父母中有患青光眼,老公是否更易患此病?

有可能。青光眼具有血缘性和遗传性。

40. 青光眼有哪些主要症状?生活中能否对青光眼的出现进行预防?

急性青光眼:发病急骤,表现为患眼侧头部剧痛,眼球充血,视力骤降的典型症状。疼痛沿三叉神经分布区域的眼眶周围、鼻窦、耳根、牙齿等处放射;眼压迅速升高,眼球坚硬,常引起恶心、呕吐、出汗等;患者看到白炽灯周围出现彩色晕轮或像雨后彩虹即虹视现象。

慢性青光眼:自觉症状不明显,发作时轻度眼胀、头痛、阅读困难,常有虹视。发作时患者到亮处或睡眠后可缓解,一切症状消失。此型青光眼有反复小发作,早期发作间歇时间较长,症状持续时间短,多次发作后,发作间隔缩短,持续时间延长。如治疗不当,病情会逐渐进展,晚期视力下降,视野严重缺损。

生活中,虽然不能预防青光眼的发生,但是已然患了青光眼后,以下这些做法就应尽量避免,以缓解青光眼症状,长时间使用眼睛,例如,看电视及阅读。避免饮用咖啡、酒及吸烟。避免大量饮水。

41.如果老公患了青光眼,如何治疗?

主要治疗方向是降眼压。

(1)注射维生素 B。如果紧张是主要因素,可注射维生素 B,效果不错,但必须在医生的指导下使用。

(2)镭射疗法。假使药物治疗仍无法控制病情,则在采取其他外科手术前,不妨试试镭射疗法。新的测试已显示镭射疗法对广角性青光眼有效。其方法是利用镭射线照射虹膜,形成一个小洞,以舒解眼压。如果发生急性或闭角性青光眼,此时,角膜会受眼压过高所形成的水肿影响而变模糊。在这种情况下,镭射疗法恐怕不是最佳选择,而需要更进一步的手术。

(3)补充营养素。①胆碱:每天补充 1 000～2 000 毫克。②泛酸(B₅):每天补充 3 次,各 100 毫克。③芸香素:每天补充 3 次,每次各 50 毫克。④维生素 B 群:每天 3 次,各 50 毫克,用餐时服用,必要时可用注射法。⑤维生素 C:加生物类黄酮每天 3 次,能大幅度降低眼压。⑥维生素 E:每天 400 国际单位,近来的研究显示维生素 E 有助排除水晶体内的小颗粒。⑦锗:若眼睛不舒服时,每天可服用 100～200 毫克的锗,

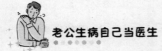

同时提供氧气给眼组织,并舒解疼痛。

42. 什么是白内障?

晶状体变混浊、变模糊的眼疾。

43. 如何知道老公患了白内障? 需要做哪些检查? 白内障有哪些症状?

戴上眼镜也看不清楚时可怀疑是白内障。如果病情进一步发展,瞳孔混浊呈白色时即可确诊。到眼科用眼底镜检查即可。其症状主要有:晶状体混浊,光线射不进眼内,造成视力减退。

44. 如果老公患了白内障却不愿治疗,会出现什么障碍?

随着白内障的恶化,视力逐渐减退。长期拒绝手术摘除,白内障会长得过于成熟,引起严重并发症,导致患者失去眼球。

45. 白内障如何治疗? 其手术时机以何时为宜?

针对白内障,有许多内服药品、针剂、眼药均有一定疗效,但是只能控制病情的发展,最终仍须通过手术把混浊的晶状体取出。其手术时机应以白内障成熟为宜。但如果有的患者视力已低至不能从事工作,严重影响日常生活,此时即使白内障未成熟,也可进行手术。

46. 白内障手术后家庭护理要点有哪些?

(1)术后要坐车回家,避免颠簸。

(2)按时滴眼药,点药前要洗净双手,眼药瓶口不要接触眼睛和手,以防污染。点药时用手向下拉下眼皮(手术切口在上部,勿拉上眼皮),滴入眼药,如需使用两种以上眼药,间隔10~15分钟即可。

(3)术后应戒烟忌酒,不吃辛辣有刺激性的食物,多吃蔬

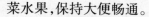

菜水果,保持大便畅通。

（4）手术切口约 3 周愈合（糖尿病患者还应适当延长时间）。此期间内洗脸、洗头注意不要让污水进入手术眼内,防止感染。

（5）术后尽量避免用力咳嗽。手术眼严禁外力碰撞、按压、低头、揉眼,午睡和夜间睡眠要平卧或向非手术眼侧卧,并戴眼罩,以防伤眼。

（6）避免提拉重物、剧烈运动,以防眼压波动。

（7）外出时防风沙,可配戴眼镜等,防止异物进入眼内。

（8）恢复期避免长时间用眼看书报,以防手术眼疲劳。

（9）患有高血压、糖尿病的人要坚持服药。

（10）术后按医嘱到医院复查,如有视力突然改变,红肿、疼痛等症状,应立即就诊。

47. 老公最近总觉眼前像有个如小虫般点状物在飞,是何原因?

这是由于漂浮在眼球后部的蛋白质发生混浊所致。人在正常情况下看晴空或白纸这些明亮的背景时,这种混浊看起来就像一个小点或漂浮的线头,或者就像个小虫似的。如果看东西时没有模糊、闪光样的感觉,倒是问题不大。但如果视物时出现上述任何一种现象,就必须到眼科做严格的专业检查。

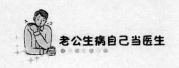

七、耳部疾病

1. 有哪些因素能导致异常耳鸣?

(1)年龄的增长,听觉神经系统的退行性变所致。

(2)外耳异物(耵聍)等触及鼓膜时可引起耳鸣;中耳的血管畸形及病变也可引起耳鸣。通过耳科临床医生检查和治疗,此类耳鸣大部分可以治愈。

(3)血管畸形或血液流变学原因。由于此类血管或血液原因,使流向颅内、耳蜗内的供血血流不规则,或者由颈部、颅腔血管异常所产生的血管性杂音传至耳内导致耳鸣。

(4)听神经瘤。

(5)头部外伤。

(6)精神紧张。

(7)耳毒性药物原因:如庆大霉素、链霉素,以及一些抗癌药、麻醉性镇痛药等。

2. 有哪些内科疾病能导致异常耳鸣?

如贫血、高血压、糖尿病、甲状腺功能低下、低血糖、自身免疫性疾病、血管痉挛性疾病等均可能伴随耳鸣。

中医认为肾开窍于耳,肾有病变,耳朵就可能有反应。但造成耳鸣的原因很复杂,不能一概归结为肾虚。有时如肝火上扰,心火旺盛,痰气郁结,邪毒入侵等,也会引起耳鸣。

3. 外界噪声会引起耳鸣吗?

外界噪声暂时损伤了人的听神经。如果老公曾长期工作在噪音性很强的环境,比如拖拉机和汽车司机、交警、武装警察、军人、迪斯科舞厅的工作人员、麻将娱乐者、长期开会者以及各类设备的操作人员等都是噪音的受害者,长期的噪音刺激容易造成内耳神经损伤。噪声引起的耳鸣主要表现为听神经纤维自发活动的紊乱。但对同一强度的噪声,存在着个体敏感性差异,只有敏感者才受到伤害或受到伤害的程度最重。

4. 在日常生活中怎样预防耳鸣?

(1)在接受正规治疗的基础上,通过调整平时生活和饮食习惯,也能预防和减少耳鸣的发生。改变不良习惯:咖啡因和酒精常使耳鸣症状加重;吸烟可以使血氧下降,而内耳毛细胞又是一种对氧极其敏感的细胞,所以缺氧会对内耳毛细胞造成损害。

(2)避免噪声污染:突然的巨大声响和长时间的噪声接触,均能导致听力下降和耳鸣产生,所以高危人群(工作在高强度噪声环境中)尤要注意噪声防护,如佩戴防护耳罩、耳塞,不要长时间、大音量的使用随身听耳机。

5. 耳鸣患者怎样用药?

老公因年龄的不断增长引起耳鸣时,不要乱用药,可以通过理疗或中医调理;如果因为内科疾病引起的,如听神经瘤、高血压、糖尿病等,要积极治疗原发病,但要告诉医师自己患有耳鸣,因为有些药物会使已有的耳鸣症状加剧。

6. 老公应多吃什么食物防止耳鸣?

多食含锌、铁的食物。导致耳鸣、耳聋的因素很多,缺锌、缺铁是一个重要原因。耳蜗内锌的含量大大高于其他器官,随着老公年龄的逐渐增长,耳蜗内锌含量明显降低,从而

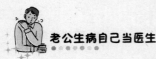

导致听力减退。常见含锌丰富的食物如鱼肉、牛肉、鸡肉、鸡蛋、各种海产品、苹果、橘子、核桃、黄瓜、西红柿、白菜、萝卜等。缺铁易使红细胞变硬,运输氧的能力降低,导致耳部养分供给不足而使听力下降。补铁,能有效预防和延缓中老年人耳鸣、耳聋的发生。常见含铁量较多的食品有紫菜、虾皮、黑木耳、黑芝麻、豆制品等。

7. 如果老公经常觉得外耳道疼痛是怎么回事?

通常是由于炎症所造成,由粉刺、疖肿、湿疹、外伤、外耳道异物等所引起。

8. 外耳道易发生霉菌感染吗?

是的。有时需要很长的时间方会好转,所以在选药时应选用对霉菌有效的药物做针对性治疗。

9. 外耳道炎如何治疗?

(1)早期局部热敷或做超短波透热等理疗。

(2)严重者应用抗生素控制感染。服用镇静、止痛剂。

(3)局部用 1% ~3% 酚甘油或 10% 鱼石脂甘油滴耳,或用上述液纱条敷于患处,每日更换纱条 2 次。慢性者可用抗生素与类固醇激素类(如强的松龙、地塞米松等)合剂、糊剂或霜剂局部涂敷。外耳道脓液及分泌物可用 3% 双氧水清洗。

(4)疖肿成熟后及时挑破脓头或切开引流。

(5)积极治疗感染病灶(如化脓性中耳炎),诊治全身某些有关疾病(如糖尿病等)。

10. 耳聋是怎样引起的?

(1)先天性听力衰退。

(2)脑障碍造成中枢性听力衰退。

（3）内耳或听神经障碍造成感音性听力衰退。

（4）中耳或外耳道障碍造成传音性听力衰退。

11．耳聋能治好吗？

（1）因腮腺炎等造成的听力衰退，无法恢复听力，但可通过使用助听器来帮助听辨。

（2）因药物而使听力丧失者，只要停止用药，听力可能会自然恢复。

（3）因巨大的噪音和爆炸声而丧失听力者，只要远离这种噪音源，不久便可恢复听力。

（4）因侧头骨骨折或内出血致使听力丧失者，有时随着时间的推移听力衰退程度逐渐减轻，但却无法用药物来减轻。

（5）因听神经肿瘤致使听力丧失者，当手术切除肿瘤后就可能恢复听力。

12．使用助听器就能够有效获得听力了吗？

一般情况是可以的。随着科技的不断进步，助听器的性能越来越好，可以帮助大部分听力衰退患者听到声音。但是，助听器并非对所有听力衰退者都有效。

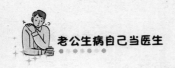
八、鼻部疾病

1. 鼻子出血的原因是什么?

鼻出血的原因可分为局部原因、全身原因及两者兼有三类。但发生鼻出血的患者中,约一半人找不到明确的出血原因。

2. 哪些局部原因会导致鼻出血?

(1)外伤。

(2)气压性损伤。

(3)鼻中隔偏曲。鼻中隔穿孔也常有鼻出血症状。

(4)炎症。①非特异性炎症:干燥性鼻炎、萎缩性鼻炎、急性鼻炎、急性上颌窦炎等,常为鼻出血的原因。②特异性感染:鼻结核、鼻白喉、鼻梅毒等,因黏膜溃烂,易致鼻出血。

(5)肿瘤。

(6)其他。鼻腔异物、鼻腔水蛭,可引起反复大量出血。在高原地区,因相对湿度过低,而多患干燥性鼻炎,为地区性鼻出血的重要原因。

3. 哪些全身原因会导致鼻出血?

(1)血液疾病。①血小板量或质的异常。②凝血机制的异常。

(2)急性传染病。

(3)心血管疾病。①动脉压过高:如高血压、动脉硬化症、肾炎、伴有高血压的子痫等。②静脉压增高:如二尖瓣狭窄、胸腔或纵隔和颈部巨大肿块、肺气肿、肺水肿及支气管肺炎等。

(4)维生素缺乏。维生素 C、K、P 及微量元素钙等缺乏时,均易发生鼻出血。

(5)化学药品及药物中毒:磷、汞、砷、苯等中毒,可破坏造血系统的功能引起鼻出血。长期服用水杨酸类药物,可致凝血酶原减少而易出血。

(6)内分泌失调。代偿性月经、先兆性鼻出血常发生于青春发育期,多因血中雌激素含量减少,鼻黏膜血管扩张所致。

(7)遗传性出血性毛细血管扩张症,肝、肾慢性疾病以及风湿热等,也可伴发鼻出血。

4.怎样判断鼻出血是由局部原因引起还是因全身原因引起?

如果只是一侧鼻腔出血,其原因一般是局部原因所引起。到医院做鼻腔检查,即可查清出血点和局部病因。

5.怎样才能止住鼻出血?如果老公发生了鼻出血,可采取哪些急救措施?

(1)在止血之前应先将血块擤出,以免因伤口无法闭合而无法止血。

(2)以去充血剂或鼻腔喷液将棉花沾湿,塞入鼻孔可帮助止血,白醋也行。

(3)用手指捏住部分的鼻肉,持续压紧 5～7 分钟,可帮助止血。

(4)坐直,以免血液流到喉咙。

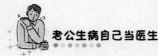

（5）冰敷可促使血管收缩，减少流血。

（6）血液凝结后，将形成血块结痂，此时最好不要挖鼻孔，以免剥落结痂，造成鼻出血复发。

（7）涂抹抗生素或类固醇软膏，可止痒也可防止黏液干硬。

（8）左（右）鼻孔流血，举起右（左）手臂，数分钟后即可止血。

（9）将流血一侧的鼻翼推向鼻梁，并保持5～10分钟，使其中的血液凝固，即可止血。如两侧均出血，则捏住两侧鼻翼。鼻血止住后，鼻孔中多有凝血块，不要急于将它弄出，尽量避免用力打喷嚏和用力揉，防止再出血。

（10）患者左（右）鼻孔流血时，另一人用中指勾住患者的右（左）手中指根并用力弯曲，一般几十秒钟即可止血；或用布条扎住患者中指根，左（右）鼻孔流血扎右（左）手中指，鼻血止住后，解开布条。

（11）让患者坐在椅子上，将双脚浸泡在热水中，可止鼻出血。

（12）如经常流鼻血，需去医院进一步诊治。

如果老公发生了鼻出血，紧急时可以利用鼻翼持续压迫出血区止血。同时必须要坐在椅子上，低下头，防止血流入咽喉，切忌仰头。

6. 鼻塞由哪些原因引起？

鼻塞问题是让人最困扰的，造成鼻塞的原因相当多，如变应性鼻炎、鼻中隔弯曲合并慢性肥厚性鼻炎、慢性鼻窦炎等。

7. 什么是变应性鼻炎？变应性鼻炎有哪些主要症状？

变应性鼻炎又称过敏性鼻炎，指的是鼻腔黏膜和黏膜下组织的炎症。表现为充血或者水肿。其主要症状有:眼睛发红、发痒及流泪;鼻痒,鼻涕多,多为清水涕,感染时为脓涕;鼻腔不通气,耳闷;打喷嚏(通常是突然和剧烈的);眼眶下黑眼圈(经常揉眼所致);经口呼吸;嗅觉下降或者消失;头昏,头痛。

8.如果老公患有变应性鼻炎,日常生活中应当如何护理?

(1)须避开过敏原,如花粉,家中尘螨、毛毯或动物皮屑等。

(2)平时少食用冰凉食品或较寒性食物,如冷饮、冰激凌、可乐、冰凉水果、苦瓜、大白菜等。

(3)在空调环境时间不宜过长,电扇不宜直吹。

(4)偏冷天气时,早晨起床后,可用手按摩迎香穴至发热,再喝杯温开水,外出注意防寒保暖。

(5)用温水清洗鼻腔。

9.什么是鼻息肉?

鼻息肉是赘生于鼻腔或鼻窦黏膜上突起的肿块。好发于鼻腔的外侧壁及鼻顶部。鼻息肉并非真性肿瘤,往往是变态反应和鼻窦慢性发炎引起的鼻黏膜水肿的结果。

10.鼻息肉有哪些症状?如果老公出现鼻息肉,当如何处理?

鼻息肉的主要症状有:持续性鼻塞、嗅觉减退、闭塞性鼻音、睡眠时打鼾等,其程度视息肉大小和部位而异。鼻息肉阻塞鼻窦引流,可引起鼻窦炎,此时鼻分泌物较多,且常有头痛。后鼻孔息肉可致呼气时鼻阻塞感。若阻塞咽鼓管咽口,可引起耳鸣和听力减退。

如果老公出现了鼻息肉,且是小息肉则以内科药物治疗为主,如药物治疗无效者可施行功能性内窥镜鼻腔鼻窦手术,若属多发性或复发性鼻息肉则施行常规手术治疗。

11. 如果老公患了鼻息肉,在日常饮食上可辅以食疗吗?

完全可以,适当辅以清肺宣气,泻湿散结的食物,对鼻息肉的治疗是非常有效的。

(1)鱼腥草煲猪肺:鲜鱼腥草 60 克,猪肺约 200 克,加清水适量煲汤,用食盐少许调味,饮汤食猪肺。

(2)米醋煮海带:海带(干)60 克,加米醋适量煮吃。注意:胃溃疡、十二指肠溃疡、胃酸过多者忌用。

(3)辛夷花煲鸡蛋:辛夷花 10 ~ 12 克,鸡蛋 2 只,加清水适量同煮,蛋熟后去壳再煮片刻,饮汤吃蛋。

12. 如果老公发生了鼻骨骨折,要如何处理?

应当尽快在几小时内送医治疗。只有治疗及时,才能比较容易地使骨折的鼻骨复位。反之则会给骨折复位造成极大困难。

九、口唇疾病

1. 老公意外发生唇部裂伤,严重时需要缝合吗?

为了防止留下难看的伤痕,要请专业医生缝合唇周的裂伤。

2. 老公唇周时常会长些小脓肿、粉刺、痛,有危险吗?需要治疗吗?

有危险。如果位置是在鼻、颊、上唇周围则更加危险。因为这些部位的血管通向脑底静脉,如果感染沿着血管蔓延开来,脑的内部或周围就会引起感染。不及时治疗或治疗失误,都是非常危险的事。

3. 治疗唇部感染时应注意哪些事项?

最重要的是注意唇部的粉刺、痛等决不能切开或挤破。

4. 如何治疗唇部感染?

小粉刺可以不必去管,成熟后自然会好。大的感染要服用抗菌素,并用消毒纱布温敷患部。如果感染部位较大须切开,必须到医院由专业医生进行处理。

5. 唇部会发生肿瘤吗?唇癌是否常见?

唇部也是肿瘤的常发部位。一般常见的肿瘤有:乳头肿瘤、血管瘤、母斑(发青的黑痣)在唇缘部如荞麦皮一样、纤维瘤、唇腺组织的滞留囊肿或癌。在人体的癌中,唇癌占 $0.5\% \sim 2\%$,在口腔癌变中,唇癌占 $7.1\% \sim 15\%$ 。

6.唇癌形成的主要原因是什么？男性患唇癌的概率比女性大吗？

唇癌形成的主要原因有：吸烟（尤其是吸烟斗）、咬唇、受阳光强烈照射，风沙、恶劣气候变化的影响。此外，不间断的刺激如排列不齐的牙齿对唇的刺激也是重要原因之一。

唇癌患者中，男女比例约为 7:1。其高发部位在下唇，高发年龄在 50～70 岁。

7.唇癌有哪些临床表现？

（1）唇部症状。初期症状不明显，仅表现为局限性豆粒大小硬结，易被疏忽或误诊。日久逐渐增大，形如蚕茧，或似乳头，坚硬疼痛或干裂出血，或局部溃烂，表面凹凸不平，边缘不齐，呈菜花状，或如杨梅，如菌状，并时时有恶臭血水流出溃疡面，表面覆有结痂，脱落后又复生，久久难以愈合。

（2）疼痛。唇癌早期疼痛呈间隙性，痛势较轻，随着癌细胞向邻近组织器官的深入浸润，疼痛不断加剧并呈持续性剧痛。

（3）功能障碍。唇癌常因肿瘤肿胀、疼痛而影响张口，使进食和言语受阻。当肿瘤破坏到骨组织时，可造成牙齿松动，当侵犯下颌关节及嚼肌、翼内肌、颞肌等肌群时，因张口困难，妨碍患者的正常饮食。

（4）淋巴结转移。由于吞咽、咀嚼、语言等活动，促使癌细胞向颌下、颏下及颈深淋巴结转移。当肿瘤细胞侵入血道，可沿血道发生远处转移，以肺、肝、骨转移为多见。

8.如果老公得了唇癌，可以治疗吗？

发现得早，及时治疗是可以治愈的。只要没有扩散到颈部淋巴结，大部分唇癌可以通过大面积手术切除得到治愈。

即便扩散到了颈部淋巴结,手术根除彻底,也是可以治愈的。

9. 唇癌可以预防吗? 如何预防老公发生唇癌?

可以通过以下一些方法来减少和预防唇癌的发生。

(1)野外作业时,做好个人防护。如戴好宽沿帽,以防唇黏膜病变发生。

(2)口唇裂开时应注意保暖或涂抹护唇油脂(膏),千万不能用舌头舔湿口唇,以防加重口唇裂程度。因为舌头上的唾液含有各种酶及多种细菌。

(3)对于各种原因引起的口唇黏膜痂皮要妥善处理。有些人习惯于撕痂皮,并有多次扯破口唇痂皮史,这很容易引起出血,继发感染。正确处理是在家人或医生帮助下,用消毒小剪刀剪除。修整后的口唇应涂油膏保护,防止引起唇部病变。

(4)对于口唇血、脓干痂有条件时使用双氧水与消毒药水浸软后去除。千万不能未经浸软硬性去除,以免加重出血,引起病变向坏的方面加快转化。

(5)忌烟。

10. 在车祸中,老公发生颌骨骨折,这种骨折常见吗? 如何治疗?

颌骨骨折是比较常见的。而随着现在汽车事故的增加更是多见。发生颌骨骨折后,立即送医院,由专科医生进行专业治疗。主要是由口腔外科医生来处理,耳鼻科医生及整形外科医生也可一起参加诊疗。具体治疗方案当由医生诊查后制定。

11. 老公时常会有口臭现象,其原因是什么?

偶然的口臭往往由吃了某种食物或药品,或是吸烟过

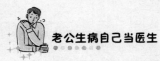

量、饮酒过量而引起,长期口臭则是因为口腔疾病或某些内脏病变所引起。如牙龈炎、牙周炎、龋齿等,其中,尤以牙周炎为最常见原因,而胃肠病变、肺、肝、肾脏等全身性疾病也可引起口臭。

中医对口臭的产生也有独到无助于完整的见解,认为口臭源于人体的各种急慢性疾病。胸腹不畅,浊气上逆,胃阴耗伤,虚热内生,胃阴受损,津液不足,虚火上蒸;肺阴受损则气逆上冲;精气血受损则虚火郁热内结,阴虚津亏,胃肠肝胆虚火郁热上蒸,肝火犯胃,火气上炎,脾虚气滞,寒热互结,升降失司所而致口臭。

12. 老公患有口臭,如何进行判断治疗?

导致口臭的原因很多,所以要治疗口臭,首先必须到医院进行彻查,找到具体病因。看看是免疫、脏腑功能失调所致的口臭,还是单纯的口腔口臭,只有找到了病因,才能针对性地进行治疗。

(1)免疫、脏腑功能失调型口臭病症状表现:除口臭这一明显标志之外,还会根据患者的个体差异,分别出现以下单个症状或者以下多个症状:舌苔厚腻、口干、口苦、气短、胸闷、肠胃不适、腹胀、尿频、便秘、便溏、腰膝酸软、肢体麻痛、容易上火、手脚心易出汗、身体常发热、易于疲劳、易感冒、烦躁、失眠、精神不振、头昏、头发干枯、耳鸣等症状。要治愈免疫、脏腑功能失调口臭病,药物须同时具备三大关键功能:①免疫调节恢复失调脏腑功能;②可识别——阻止——清除产生口臭根本原因的病原微生物及其产生的毒素;③能迅速直接清除异臭化合物及其产生的气体。目前可以治愈这类口臭病的药物有很多,可以依据自身情况在医生建议下选用。

（2）单纯性口腔型口臭病症状表现：除明显有口臭之外，还有口腔牙龈肿、痛，局部发热等。单纯性口腔型口臭病的原因：非脏腑原因，主要是由单纯的龋病（俗称蛀牙）和牙周病（牙龈炎和牙周炎）等口腔病引起。单纯性口腔型口臭病通过一般的口腔药物及手术均可治愈。目前各地口腔医院或口腔科，普遍开设洁牙门诊，采用超声波洁治法洗牙洁齿，已成为人们健康生活的一种新时尚，并逐渐被许多都市人所接受。口臭者通过洁牙，消除牙菌斑、软垢、牙石，对改善口臭和预防牙周病都有益处。一般可根据自身条件，每隔半年左右洁牙1次为宜。

13. 对于口臭，中医是如何分型治疗的？

胃火口臭：多由火热之邪犯胃所致。除口臭外，兼面赤身热，口渴饮冷，或口舌生疮，或牙龈肿痛，流脓出血等。应清泻胃火。宜用清胃散（黄连、升麻、生地、丹皮、石膏、当归）治之。大便秘结者，酌加大黄。

食积口臭：多由过饱伤胃、缩食停滞胃中引起。证见口出酸腐臭味，脘腹胀痛，不思饮食，嗳气口臭等。应消食导滞。保和丸或枳实导滞丸，均可随证选用。

热痰口臭：多由热痰犯肺或热痰郁久化脓、化腐引起。除口臭外，兼咳吐痰浊或脓血，胸痛短气等。应清肺涤痰。未化脓、化腐者，宜用小陷胸汤（半夏、黄连、瓜蒌）治之；化脓、化腐者，宜用千金苇茎汤（桃仁、苇茎、冬瓜子、苡仁）加味治之。

虚热口臭：多由阴虚生内热所致。口臭而兼见鼻干，干咳，大便干结，为肺阴虚弱之候，清润肺脏，宜用清燥救肺汤（石膏、桑叶、杏仁、枇杷叶、人参、麦冬、阿胶、胡麻仁、甘草）

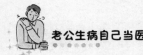

化裁治之;口臭而兼见心烦不安,失眠多梦,肌肉跳动,爪甲不华,为肝之阴血亏损,当补益肝之阴血,用酸枣仁汤(酸枣仁、茯神、知母、川芎、甘草)合四物汤(熟地、当归、川芎、白芍)加减治之;口臭而兼见腰腿酸软,多梦遗精,口干咽燥,夜间尤甚,为肾阴虚损、相火妄动之证,滋阴降火用知柏地黄丸,久服必效。

14. 平时可使用哪些方法来缓解或消除老公的口臭?

(1)进餐不宜过饱,尤其是晚餐。

(2)少饮酒,过量饮酒易生胃火。

(3)睡前不吃零食。

(4)饭后漱口,睡前刷牙。

(5)防治便秘,保持大便通畅。

(6)积极治疗引起口臭的疾病,如牙周炎、肝炎、胃病等。

15. 牙周病是什么?

牙周病是指发生在牙支持组织(牙周组织)的疾病,包括仅累及牙龈组织的牙龈病和波及深层牙周组织(牙周膜、牙槽骨、牙骨质)的牙周炎两大类。

16. 牙周病有哪些症状?

(1)物理刺激牙龈易出血。

(2)患病区牙龈充血水肿,牙周牙齿呈不同程度松动,牙根下有黄脓。

17. 老公有牙周病,如何治疗?

牙周病的治疗,需求助于专业医师进行治疗。

(1)去除局部不良刺激因素,清除牙结石及菌斑,积极治疗全身性疾病。

(2)较严重的牙周炎可施行口腔手术。

（3）抗生素治疗。

（4）中药治疗。

（5）在医生指导下,建立良好的口腔卫生和保健。

18.牙周病可以预防吗? 如何进行预防?

牙周病可以预防,其预防措施如下。

一级预防:在牙周组织受到损害之前防止致病因素的侵袭,或致病因素已侵袭到牙周组织,但尚未引起牙周病损之前立即将其去除。一级预防旨在减少人群中牙周病新病例的发生,主要是对大众进行口腔健康教育和指导,最终达到清除菌斑和其他有害刺激因子的目的,帮助人们建立良好口腔卫生习惯,掌握正确刷牙方法,同时提高宿主的抗病能力。牙周病一级预防就是把口腔卫生知识传播给大众,使他们自觉地执行各种家庭口腔卫生措施,并定期进行口腔保健,维护口腔健康。

二级预防:旨在早期发现、早期诊断、早期治疗,减轻已发生的牙周病的严重程度,控制其发展。对局限于牙龈的病变,及时采取专业性洁治,去除菌斑和牙石,控制其进一步发展。采用 X 线检查法定期追踪观察牙槽骨情况,根据情况采取适当的治疗,如洁治、根面平整或手术治疗等。去除促进牙周病发展的刺激因素,如去除不良修复体、治疗食物嵌塞、充填邻面龋损等,牙周组织的健康状况可得到显著改善。二级预防的效果是在一级预防基础上取得的,其长期效果与患者是否能长期坚持各种预防措施有关。

三级预防:旨在用各种药物和牙周手术方法最大限度地治愈牙周组织病损,防止功能障碍,以义齿修复失牙,重建功能,并通过随访、精神疗法和口腔健康维护,维持其疗效,预

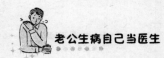

防复发。同时,还应治疗相关的全身性疾病(如糖尿病、血液病、营养缺乏症),增强牙周组织抵抗力。

19. 老公口腔黏膜出现白色斑点,是什么疾病?

这是口腔黏膜白斑。是发生在口腔黏膜的疾病,颊内侧及腭、牙槽、舌、咽(喉头)有白色或发白的青色厚斑点。斑点隆起,粗糙如树皮,属于癌前疾病(即是有癌变可能),又称为"吸烟者斑点"。

20. 口腔黏膜白斑是如何引起的?

(1)维生素A缺乏。

(2)吸烟。

(3)慢性刺激,如残根、残冠、不合适假牙的长期刺激、嗜酒、长期吃过烫食物等。白斑好发于颊、唇、舌,其次为腭、牙龈及口底。常表现为外形不规则,大小不一,呈灰白或乳白色,稍高出黏膜面的斑块。有的表面有针刺状或融合成绒毛状,也可呈不规则散在分布的颗粒状,高出黏膜。大多数人早期无不适感觉,如发生糜烂或溃疡,则可出现疼痛。医学上分为均质状、疣状、颗粒状及溃疡性四型白斑。白斑恶变的信号为:突然快速增大增厚、周围充血红肿、出血、疼痛,基底形成硬结或形成弹坑状(火山口状)溃疡等。

21. 男性是否比女性易患口腔黏膜白斑?

是的。此病多见于20～60岁男性,但随着女性吸烟人数的增多,女性患黏膜白斑的人数也随之增多。

22. 怎样预防治疗口腔黏膜白斑?

(1)去除口腔内一切可能的刺激物,如残根、残冠、不合适的假牙等。

(2)局部可用维生素药膜。

(3)戒除烟、酒,少吃过烫及刺激性大的食物。

(4)在医生指导下口服维生素 A 及维甲酸。

(5)定期到口腔科检查,有恶变倾向者立即手术切除。

23.舌能反映全身性疾病吗?

能。舌头是人体的特殊部位,舌质和舌苔的变化常能反映内脏功能的改变,所以在中医诊病中占有非常重要的地位。长期以来,临床医生也一直把舌作为诊断全身性疾病的一个重要参考依据。

24.除了全身性疾病外,舌遇到哪些刺激会出现变化?

诸如香烟、酒、刺激性强的食物等都会刺激舌,使舌发红。发涩的牙尖、不合适的假牙等亦会刺激舌的周围而导致舌体出现变化。

25.舌炎是什么病?

舌炎是指舌的炎症。除了通过舌质与舌苔的变化来观察内脏功能变化外,舌头本身也可以发生各种疾病,常见的有舌部的咬伤、烫伤、溃疡、肿瘤等。还有一些特殊的舌病,是由于发育的缺陷或某些特殊原因造成,临床医生应注意识别。

26.如果老公舌部发生了炎症,如何治疗?

舌炎的发生一般是身体其他部位患病后所反映出来的一种症候。因此其治疗应当针对其所患疾病。如果是由前面所说的特殊刺激所引起,则应当消除这种刺激。

27.舌部肿瘤常见吗?一般可见哪些类型?

舌部肿瘤是较常见的肿瘤。其类型一般有:白斑症(口腔黏膜白斑)、血管瘤、乳头瘤、腺瘤、纤维瘤、甲状腺舌骨间囊肿、舌癌。

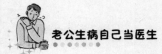

28. 舌癌常见吗? 主要发生在哪些部位?

舌癌是最常见的口腔癌,男性多于女性,多见于 40 ~ 60 岁。舌癌多数为鳞癌,尤其在舌前 2/3 部位;腺癌较少见,多位于舌根部,舌根部有时也可发生淋巴上皮癌及未分化癌。舌癌多发生于舌缘,其次为舌尖、舌背及舌根等处,常为溃疡型或浸润型。一般恶性程度较高,生长快,浸润性较强,常波及舌肌,致使舌运动受限,使说话、进食及吞咽均发生困难。舌癌向后可以侵犯舌腭弓及扁桃体,晚期舌癌可蔓延至口底及颌骨,使全舌固定,活动受限。舌癌还可发生远处转移,一般多转移至肺部。

29. 导致舌癌的原因是什么?

导致舌癌的原因并不很明确。但长期舌部受慢性刺激者易患舌癌是比较确切的。舌癌在吸烟斗和常过量饮酒的人群中发病率最高。易患舌癌的第二个因素则是不合适的假牙、不注意口腔卫生等等。

30. 舌癌如何诊断治疗? 治愈率如何?

舌癌的诊断一般比较容易,但对早期舌癌,特别是浸润型要提高警惕。触诊对舌癌的诊断比望诊更加重要。为了明确诊断应进行组织活检。早期发现的病例一半以上可以得到永久治愈。但是,往往发现并开始治疗时已然太晚,所以,舌癌的死亡率要比发生在头部和颈部的任何肿瘤都要高。据我国的资料,以手术为主的治疗,3 ~ 5 年生存率一般在 60% 以上。因此,日常的预防更加重要。

31. 如何预防、降低舌癌的发生?

(1)要注意口腔卫生,做到每天早、晚刷牙,饭后漱口。

(2)如有龋洞应早期填补,能修补利用的残冠、残根要及

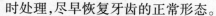

时处理,尽早恢复牙齿的正常形态。

(3)磨改过于锐利的非功能牙尖和边缘嵴,使牙冠咬合面的牙尖和边缘嵴变成圆钝形,以防止损伤舌侧边缘组织。

(4)发现良性病灶或癌前病变,如舌体部乳头瘤或糜烂性扁平苔藓等,应及时切除做组织活检,或积极治疗,定期观察。

(5)戒除吸烟、嗜酒等不良习惯,加强体质锻炼,改善营养,多吃富含维生素和有防癌、抗癌作用的新鲜水果,少食刺激性食物。

发生了舌癌之后,西医一般要放疗、化疗,由于放疗、化疗没有辨别能力,所以需要重复放疗、化疗,多次放疗、化疗以后,患者免疫功能下降,抵抗力降低,容易转移,建议在西医治疗的同时,采取中医针对患者体质增强免疫力的治疗和西医营养支持治疗。

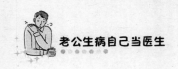

十、咽喉疾病

1. 什么是咽炎？咽炎是病吗？

咽炎是喉部后壁的咽黏膜，并波及黏膜下及淋巴组织的急性炎症，常继发于急性鼻炎或急性扁桃体之后或为上呼吸道感染中的一部分。亦常为全身疾病的局部表现或为急性传染病的前驱症状。所以，咽炎应该算是感冒、流感等上呼吸道感染的初期或前驱症状。

2. 咽炎有哪些症状？

主要症状是起病急，全身不适，初起时咽部干燥，灼热；继而疼痛，难以进食，吞咽唾液时比进食时疼痛更明显；可伴发热，头痛，食欲不振和四肢酸痛；损及喉部，可伴声嘶和咳嗽。

3. 如果老公患了咽炎，应该如何治疗？局部治疗有效吗？

如果老公患了咽炎，首先应当对症治疗，针对其临床症状及伴见症状，在医生指导下使用抗生素（如青霉素、磺胺类药物）及抗病毒药（如吗啉双胍、病毒灵等）。局部可使用抗生素加激素雾化吸入等治疗手段减轻咽喉刺激以减轻症状。

4. 可以使用含片、漱口药等减轻老公的咽炎症状吗？

含片、漱口药等可以暂时缓解诸如咳嗽、疼痛等症状，但不会有明显疗效。

5. 什么是慢性咽炎？其病因有哪些？

慢性咽炎往往由急性咽炎反复发作，或喉部长期受到刺激而引起。主要为咽黏膜慢性炎症:弥漫性炎症常为上呼吸道慢性卡他性炎症的一部分部分;局限性炎症则多伴有咽淋巴样组织的炎症。慢性咽炎在临床上是一种常见病、多发病,在常规的药物治疗中,比较顽固,且反复发作,以中年人多见。其病因主要有:

(1)急性咽炎反复发作。

(2)吸烟过度。

(3)饮酒过量。

(4)副鼻窦感染。

(5)长期吸入有刺激性的物质。

(6)体质差或者全身性疾病。

6.慢性咽炎的症状有哪些?如果老公患了慢性咽炎,如何治疗?

主要症状是咽部不适,干、痒、胀,痰多而灼痛,易恶心,有异物感,咯之不出,吞之不下。以上症状尤其会在说话稍多、食用刺激性食物后、疲劳或天气变化时加重。慢性咽炎的治疗与急性咽炎类似,首先仍要消除各种致病因素,在医生指导下选用抗生素及抗病毒药进行抗炎及抗病毒治疗。中医对于慢性咽炎的认识与治疗均有独到之处,可以求助于专业中医师治疗。针对慢性咽炎,日常生活中的保养防护更应重视。

7.如果老公有慢性咽炎,日常生活中要注意哪些方面?

(1)注意劳逸结合,防止受凉,急性期应卧床休息。

(2)如果老公在工作中经常接触粉尘或化学气体者,应戴口罩、面罩等防护措施。

(3)平时多饮淡盐开水,吃易消化的食物,保持大便

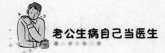

通畅。

(4)避免烟、酒、辛辣、过冷、过烫等刺激食物。

(5)注意口腔卫生,养成饭后漱口的习惯,使病菌不易生长。

(6)可适量选食如蜂蜜、番茄、杨桃、柠檬、青果、海带、萝卜、芝麻、生梨、荸荠、白茅根、甘蔗等食品,这些食物具有清热退火,润养肺肾阴液的作用。

(7)保持室内空气流通。

(8)不要长时间讲话,更忌声嘶力竭地喊叫。

8. 中医是如何认识慢性咽炎的?

中医认为,咽喉为肺胃之门户,如肺胃蕴热,火热上炎,气血结于咽喉,可见局部红肿而发病;肾水不足,虚火上炎,咽喉干燥,久而也可发为本病。本病病位在咽喉,但其病理形成与肺、肝、胃、肾有密切关系。

(1)肝胃气逆,痰凝气滞主证:咽喉有异物感,轻则如有痰团,重则如梅核阻塞,咯之不出,咽之不下,咽喉不痛但觉发紧,饮食吞咽顺利,胸闷气短,甚至胃脘痞闷,夜间咽喉干燥,舌苔薄白,脉弦。

治法:疏肝和胃,清利咽喉。

方药:理气消梅汤。白术、陈皮、半夏、川朴、紫苏、桔梗、豆根、射干、广木香、甘草各12克,茯苓、麦冬各20克,香附、牛蒡子各15克。

(2)肺胃蕴热,气血壅结主证:咽喉干燥疼痛,每因说话多或食刺激食物而加剧。风热外感,亦可使症状加重,咽喉有发哽的感觉,咽喉检查呈慢性充血,黏膜干燥。舌苔薄微黄,舌质红,脉大或数。

治法:凉血活血,清利咽喉。

方药:清热消梅汤。玄参、桔梗各 12 克,丹皮、赤芍、知母、黄芩、麦冬、牛蒡子、青果各 15 克,生地 25 克。

(3)肾阴不足,虚火上炎主证:咽干口干,夜晚较甚,咽喉有发哽感,常伴有头晕、头痛、失眠,舌苔薄白,舌质红,脉沉细或细数。

治法:滋阴降火,清利咽喉。

方药:滋阴清梅汤。制首乌、川牛膝各 18 克,丹皮、女贞子、石斛、麦冬、桔梗各 15 克,乌梅、青果、牛蒡子、豆根、甘草各 12 克。

9. 老公突发声音嘶哑,其一般性病因是什么?

声带的病变往往会引起声音变化。

(1)人的喉头必须具备以下条件才能发出正常的声音:①喉内诸肌必须相互配合、自动调节肌肉的张力。②声带边缘必须整齐、光滑、扁平并具有良好的弹性。③双侧声带必须向中线紧密靠拢闭合。

(2)当发生以下情况时,声带的活动受到妨碍,声音就会出现嘶哑。①声带息肉、声带小结。②喉肿瘤。③急慢性咽喉炎,外伤,肿瘤,瘫痪。

10. 声音嘶哑时间过长当如何认识处理?

声音嘶哑时间如果超过 1 周,应当是声带本身的疾病。这样情况下,应到医院咨询医生。声音嘶哑转为慢性的主要原因有:

(1)喉部慢性炎症。

(2)一侧声带麻痹。

(3)一侧声带肿瘤。

（4）甲状腺肿类的肿瘤压迫。

（5）喉部肿瘤。

11.喉部肿瘤常见吗？

喉部肿瘤常见。但多为良性肿瘤。

12.喉癌在哪个年龄层多见？

喉癌是较少见的疾病。相对来说，常见于 50 岁以上男性。

13.做过喉摘除术的人还能讲话吗？

能讲话。但是声音会有明显变化，且须受过专门训练后才能讲清话。

十一、皮肤疾病

1. 皮肤是身体器官吗？有哪些功能？由哪些部分构成？

皮肤是人体最大的器官，总重量占体重的 5% ~ 15%，总面积为 1.5 ~ 2 平方米，厚度因人或因部位而异，为 0.5 ~ 4 毫米。皮肤覆盖全身，它使体内各种组织和器官免受物理性、机械性、化学性和病原微生物性的侵袭。

皮肤具有两个方面的屏障作用：一方面防止体内水分、电解质和其他物质的丢失；另一方面阻止外界有害物质的侵入。保持着人体内环境的稳定，在生理上起着重要的保护功能，同时皮肤也参与人体的代谢过程。皮肤的颜色（白、黄、红、棕、黑色等），主要因人种、年龄及部位不同而异。

皮肤由表皮、真皮和皮下组织构成，并含有附属器官（汗腺、皮脂腺、指甲、趾甲）以及血管、淋巴管、神经和肌肉等。

2. 皮肤病多见吗？

皮肤病是人体常见病、多发病之一。皮肤病不是小病，同样要及时诊断治疗，否则一样会严重影响身体健康。

3. 护肤品对皮肤有害吗？老公不愿意使用护肤品，认为女性才需要皮肤保养，这个观点正确吗？

护肤品的使用如果正确，确实有一定的护肤作用。但由于体质、肤质的不同，选用护肤品亦要适当，否则会引起一些皮肤病或是皮肤的变态反应。

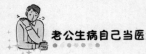

男性与女性一样,同样需要皮肤的护理与保养,从护肤品来看,现在市场上有大量的男性护肤品可以选用,正确使用,对于男性皮肤护理是有好处的。

4. 老公喜欢作日光浴,这对皮肤和健康有好处吗?

日晒可以让人从心理上感受到身体会健康,其实对皮肤与身体没有益处。如果阳光过分直射,对皮肤会有较大伤害。一方面会灼伤皮肤,使皮肤起疙瘩样变;另一方面还易造成过敏反应,形成皮肤疾病(如雀斑、黑色素沉着症、红斑狼疮,甚至皮肤癌变等)。

5. 阳光对哪些皮肤病有治疗作用?

阳光可以治疗一般性白斑病如白癜风、牛皮癣。现在一般不使用阳光直射,而是采用长波紫外线来进行局部治疗。

6. 老公年龄渐长,如何能防止皮肤皱纹和脸上斑点(老年斑)的产生?

没有什么特别好的方法。如果非常在意,可以选用医学整形手段来保持,但也不可能永久。老年斑大多良性,但如果黑斑渐呈黑褐色,并逐渐增大时,应到医院请专业医师诊治,因为有可能是恶化的前期症状。

7. 老公腋下总会有汗臭味,是病吗?什么原因引起的?

如果比较明显且清洁后仍然存在,则属于狐臭,是种常见皮肤病。狐臭又称腋臭,是一种腋下臭汗症,散发出一种特殊的刺鼻性气味,夏季较多见,多在青春期开始发生,到老年时可减轻或消失。汗液本身是没有气味的,臭味是因为汗液中尿素在汗水挥发后引起的。狐臭常与遗传有关,很多患者都有家族史。此外,过食辛辣刺激食物也会使狐臭症状加重。

8. 狐臭如何治疗?

狐臭往往给人带来很多的不便,因为狐臭的刺鼻气味使人感到特别的厌烦,闻到这种的气味的人大多会避而远之。这样往往给患有狐臭的人造成很大的心理负担并有自卑感,从而影响工作和学习,以及交际。

目前,治疗腋臭的方法有两类:非手术方法和手术方法,非手术方法适合腋臭较轻的患者,手术方法适合各种程度的腋臭患者。

近年来用液氮冷冻法可以达到损坏腋下汗腺分泌机能的目的。此法不用麻醉。

手术清除腋下大汗腺是最彻底的方法。狐臭手术仅需局部麻醉,伤害较小,时间较短。

局部应用对腋臭有抑制作用的香露以去除臭味。

以上方法,均须在医院由专业医师施行。

9. 日常生活中如何减轻狐臭?

(1)注意清洁,经常沐浴,勤换衣服。

(2)保持皮肤干燥,保持腋窝等部位的清洁。

(3)每天用肥皂水清洗几次,甚至将腋毛剔除,破坏细菌生长环境。

(4)保持心情开朗,治疗期间不宜做剧烈运动。

(5)戒烟酒,少吃辛辣刺激的食物。

10. 老公常会在皮肤痒或者有皮肤过敏或是皮肤有问题时使用氟轻松,正确吗?

氟轻松是一种人工合成的外用高效糖皮质类固醇,具有抗过敏、抗炎、止痒等作用。由于氟轻松的疗效确切且又应用广泛,因而自问世以来一直被人们当成治疗皮肤病的万能

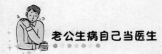

药。但是,滥用氟轻松也会产生一定的危害。

　　滥用氟轻松会降低皮肤的抗病能力,凡真菌引起的手癣、足癣、体癣、股癣以及化脓性细菌引起的毛囊炎、疖肿、脓疱疮等,用氟轻松治疗会使病灶扩大,病情加重。

　　溃疡患者若用氟轻松,会使溃疡不易愈合,并引起带状瘢痕。长期使用氟轻松会使表皮组织变薄,皮肤弹性减弱,失去皮纹或肤色变浅。有时还会促使皮肤干燥或出现鱼鳞样改变。

　　滥用氟轻松可引起皮肤色素异常和多毛。面部用药者的皮肤色素异常明显,可为色素沉着如黄褐斑样,也可为色素减退而成白斑。多毛症状也见于面部,一旦使毛进入生长期,这种多毛症状要持续一年左右才能消退。

　　滥用氟轻松还会影响美容。脸上长痤疮时若经常搽用氟轻松,可破坏菌群之间相互制约的关系,使得痤疮杆菌得以迅速繁衍,从而加重痤疮病情。有些寻常性牛皮癣患者若滥用氟轻松,可使原来的牛皮癣转为脓疱性牛皮癣,使病情加重。

　　所以在使用氟轻松时,一定要在医生指导下使用,而不能滥用。

　　11. 什么是癣? 癣病有哪些常见类型?

　　癣是真菌引起传染性皮肤病,可分浅部霉菌病和深部霉菌病,肛周皮肤癣属浅部霉菌病。它多由股癣蔓延至肛门、会阴、臀部所致。夏季多发,冬季少见。中医典籍中记载的阴癣、圆癣、疬疡风、紫白癜风等类似于本病。

　　癣分为:头癣、体癣、股癣、足癣、手癣、甲癣、花斑癣、癣菌疹等。常见癣症如:

（1）头癣。本病系发生于头部皮肤和毛发的浅部真菌病，在我国头癣基本分为四型，即黄癣、白癣、黑点癣和脓癣。

（2）体癣。除去头部、掌跖、腹股沟、外阴部和甲以外，人体表面光滑皮肤感染皮肤癣菌所发生的皮肤病统称为体癣。又名圆癣或金钱癣。本病常见病原菌为红色毛癣菌、石膏样毛癣菌、絮状表皮癣菌、紫色毛癣菌以及上述头癣的病原菌。体癣病人，自觉痒甚，搔抓之后，可并发细菌感染。刮取损害周边的鳞屑进行镜检可发现菌丝或孢子。

（3）股癣。股癣可视为发生于股部上方内侧面的一种特殊型体癣。其病原菌以絮状表皮癣菌为常见，别的皮肤癣菌亦可致病。股癣绝大多数为成人男子。常为单侧，也可两侧对称分布。病情严重者，皮损可向上蔓延直达下腹部；往后扩展波及到臀部；向下延伸而累及股部他处。

（4）足癣。足癣系致病真菌感染足部所引起的最常见浅部真菌病，我国民间称之脚气或湿气。本病主要病原菌是红色毛癣菌、絮状表皮癣菌、石膏样毛癣菌和玫瑰色毛癣菌等。此外，由白色念珠菌引起也屡见报道。足癣以中青年发病占多数。本病好发于趾间，尤其是第三、四趾缝。这同上述部位皮肤密切接触、潮湿、不通气，汗蒸发较差有关。

12. 如果老公有癣证，如何治疗？

癣是较顽固的疾病，极易复发，对很多药都敏感，但治疗结束后一定时间内仍可以复发。一般以外治为主，不需内治；但顽固者、泛发者可以加用内治疗法。

13. 中医是如何认识癣证的？

中医学认为，癣是外受风毒，凝聚皮肤，致皮肤不能濡润；或由于风寒外袭，营卫失调；或风热侵入毛窍，郁久血燥；

或冲任失调,营血亏耗,血虚生风化燥等致皮肤失养;或被风湿所侵,留于腠理;或久居湿地,水浆浸渍,湿邪外浸,郁于皮肤;或因汗衣湿渍,淹渐肌肤,复受日晒,暑湿浸渍毛窍,而成本病。可选用苦参、黄柏、白鲜皮、土槿皮等煎汤外洗。

14.如何预防癣病的反复发生?治疗时生活习惯上应注意些什么?

(1)脸盆、脚盆、毛巾、浴巾等日常生活用品应专人专用。病好后也不要使用自己用过的物品,以防再发。

(2)患了癣疾,最好不要搔抓,以免抓破后并发感染和引起自身传染。

(3)癣疾病人所穿衣服和鞋袜要宽大透气,经常更换。有足癣者夏天尽量穿布鞋或凉鞋,不穿胶鞋、旅游鞋。有条件的可将贴身内衣、裤袜煮沸灭菌。

(4)患癣疾者尽量用淋浴,不在游泳池游泳。幼儿园、小学等集体单位发现头癣时,应立即隔离治疗,以免蔓延。周围有动物患了癣疾应及时处理,未处理前不要接触和玩弄这些患病动物。

(5)加强体育锻炼,提高抗病能力。

(6)癣极易复发,故治疗时应使用有效的抗真菌药物,并且剂量、疗程足够。常用的内服治疗药物有斯皮仁诺胶囊等,外用药物如派瑞松、达克宁等。应在皮肤科医师指导下用药。

治疗癣病的注意事项:①经常洗涤,勤换内衣裤,每日清洗患部,保持局部洁净,有利痊愈。②积极治疗身体其他部位的癣疾,如手足癣、甲癣和体癣等,以便根治,防止复发。③癣疾患者少吃辛辣刺激性食物和发物,戒烟酒,饮食以清淡为宜,多吃些新鲜蔬菜和水果。

15. 什么是灰指甲?

灰指甲也即是甲癣,是指真菌在指甲寄生造成的指甲变化,因为临床上指甲会变得粗厚,略带黄灰色而得名,它是一种传染病。

16. 灰指甲是怎样产生的?

真菌只要在指甲中寄生下来,就会形成灰指甲。通常多半是先患有长期的足癣,没有好好治疗,真菌才渐渐地往指甲蔓延。另外一种常见的原因是外伤造成的指甲变形,这使得指甲较容易藏污纳垢,形成真菌滋长的温床。

17. 灰指甲有哪些症状? 如果老公患有灰指甲,要如何治疗?

一般并无症状,可以看到指甲变粗、变厚,指甲会转变成黄色。有时候指甲会进一步弯曲、变形而插入旁边的指肉,造成急性甲沟炎,这时局部就会出现红肿、痛的现象。

常用的治疗方法包括用小利刀刮除松脆病甲;或挫薄增厚的病甲,然后涂10%碘酒或30%冰醋酸溶液;也可把病甲浸于10%碘酒或鹅掌风特效药中,坚持治疗几个月后,即可生出新甲。治疗严重的灰指甲,还要内服灰黄霉素几个月。

18. 日常生活中怎样预防灰指甲?

(1)首先要重视手足癣的防治,纠正"生了足癣不生其他病"的不正确看法。

(2)不互借共用生活日用品(如鞋袜、拖鞋),脚盆、擦脚巾等不要与他人合用;这是防止间接感染的关键所在。

(3)养成良好的卫生习惯,平时勤洗脚、勤换袜,鞋袜经常曝晒,保持干燥。

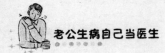

（4）手足多汗的人，可适当用些抑制局部排汗的治疗方法，夏季是手足癣多发期，尤其要注意。

（5）搞好环境卫生，不给致病真菌创造生长繁殖的外部环境，如避免住房拥挤、潮湿，注意室内通风换气，被褥常晒，床单、衬衣裤常洗。家庭中灰指甲、手足癣患者的日用品，应定期用沸水消毒，不能烫洗的物品用日光暴晒 2 ~ 3 小时消毒。

（6）增强机体抵抗致病真菌的能力，如加强体育锻炼，注重营养，对于提高抗病能力都是有利的。

（7）如果指（趾）甲不慎砸伤（或碰伤），要及早用酒精或碘酒消毒，避免进一步感染。

（8）患了灰指甲，手足癣，应及早用药认真治疗，避免病情发展及传染他人。

19. 什么是疣？疣是如何产生的？

疣是一种常见皮肤病，其病原体是乳头状瘤病毒，常见的有扁平疣、寻常疣等。扁平疣是针头至绿豆大小的丘疹，数目较多；寻常疣是针头至黄豆大小的丘疹，表面粗糙，数目较少，不痛不痒，多长在面部、头部或手背等处，也叫赘疣。寻常疣通称瘊子。

20. 如果老公出现疣，如何治疗？

疣的治疗方法很多。常用如冷冻法、放血疗法、电灼法，以及中医针灸治疗，均有很好疗效。但治愈后有可能复发。

21. 什么是皮脂腺囊肿？

皮脂腺囊肿俗称"粉瘤"，是指因皮脂腺导管阻塞后，腺体内因皮脂腺聚积而形成囊肿。这是最为多见的一种皮肤良性肿瘤。皮脂腺囊肿好发于头皮和颜面部，其次是躯干

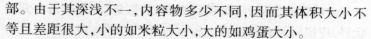

部。由于其深浅不一,内容物多少不同,因而其体积大小不等且差距很大,小的如米粒大小,大的如鸡蛋大小。

22. 如果老公出现皮脂腺囊肿,如何治疗?

(1)手术切除。一经确诊后,均应手术将囊肿完整摘除。

(2)并发感染者应予口服抗菌药抗炎治疗,炎症消退后手术切除。

23. 脂肪瘤是常见疾病吗?

是的,脂肪瘤是一种由增生的成熟脂肪组织形成的常见良性肿瘤。多见于 40~50 岁的成年人,瘤体质地柔软,圆形或分叶状,位于皮下,可以推动;瘤体大小不等,小的如枣大,用手触摸方能感知,大的可隆起皮面,但表面皮肤正常;肿瘤单发或多发,见于体表的任何部位,以肩、背、腹部为多见,多无自觉症状。

24. 如果老公有了脂肪瘤,如何治疗?

脂肪瘤一般不痛,直径 1 厘米内的较小脂肪瘤,可以不作处理。如果脂肪瘤逐渐变大、易受刺激并易受伤、感觉疼痛和不舒服时,应当施以手术治疗。

25. 什么是纤维瘤?

纤维瘤多见于皮下,生长缓慢,一般较小、边缘清楚、表面光滑、质地较硬、可以推动。多发于 40~50 岁成人,属良性肿瘤。

26. 如果老公患了纤维瘤,如何治疗?

纤维瘤宜早期手术切除,并适当切除相连的周围组织。硬纤维瘤更应行早期广泛切除。术后送做病理检查以排除恶性情况。

27. 什么是单纯疱疹?

单纯疱疹是一种由单纯疱疹病毒所致的病毒性皮肤病。

常见皮肤黏膜交界处(如嘴唇周围)的簇集性水疱群,自觉症状轻,皮损局部有灼热感。病程短、反复发作,在发热或胃肠功能紊乱时发生。

28. 如果老公患了单纯疱疹,如何进行治疗?

本病有自限性,约2周即可自愈。一般给予对症治疗,无需特殊处理,但要注意防护。

29. 什么是带状疱疹?

带状疱疹是由水痘带状疱疹病毒引起的急性炎症性皮肤病,中医称为"缠腰火龙"、"缠腰火丹",俗称"蜘蛛疮"。其主要症状为簇集水泡,沿一侧周围神经作群集带状分布,伴有明显神经痛。初次感染表现为水痘,以后病毒可长期潜伏在脊髓后根神经节,免疫功能减弱可诱发水痘带状疱疹病毒再度活动,生长繁殖,沿周围神经波及皮肤,发生带状疱疹。病程一般为半个月左右。但疼痛一般要持续几周或更长时间,年老者症状更重,疼痛时间也更长。带状疱疹患者一般可获得对该病毒的终生免疫。

30. 如果老公得了带状疱疹,如何治疗?

带状疱疹的治疗原则是止痛,消炎,保护局部,防止感染。

(1)止痛可选用息斯的明,抗病毒可选无环鸟苷。

(2)局部:1%～2%龙胆紫外涂。

本病预后有自限性,愈后可留色素沉着,一般不留瘢痕。可留后遗神经痛。后期神经痛可做红外线、音频电疗法等。

带状疱疹的症状较明显,当发生后,应尽快到医院请医生做处理,以便及时止痛消炎,预防减少后遗神经痛的发生。

31. 如何预防老公发生带状疱疹?

(1)增强体质,提高抗病能力。坚持适当的户外活动或体育运动,以增强体质,提高机体防御疾病的能力。

（2）预防感染。感染是诱发本病的原因之一。应预防各种疾病的感染,尤其是在看秋季节,寒暖交替,要适时增减衣服,避免受寒引起上呼吸道感染。此外,口腔、鼻腔的炎症也应积极给予治疗。

（3）防止外伤。外伤易降低机体的抗病能力,容易导致本病的发生。因此应注意避免发生外伤。

（4）避免接触毒性物质。尽量避免接触化学品及毒性药物,以防伤害皮肤,影响身体健康,降低机体抵抗力。

（5）增进营养。应注意饮食的营养,多食豆制品、鱼、蛋、瘦肉等富含蛋白质的食物及新鲜的瓜果蔬菜,使体格健壮,预防发生与本病有直接或间接关系的各种疾病。

32. 皮肤癌常见吗?

皮肤癌是常见的恶性肿瘤之一,它包括基底细胞癌、鳞状细胞癌、恶性黑色素瘤、恶性淋巴瘤、特发性出血性肉瘤、汗腺癌、隆突性皮肤纤维肉瘤、血管肉瘤等,其中以基底细胞癌和鳞状细胞癌最为常见,约占皮肤癌的90%。鳞状细胞癌以30～50岁年龄多发,基底细胞癌50岁以上多发。前者发病快,常在短期内快速生长;后者缓慢。鳞癌好发于下唇、舌、鼻、外阴,多发于皮肤黏膜交界点、溃疡边缘高起、红硬、呈环状、菜花样外观,周边炎性反应显著,多有区域淋巴腺肿大。基底细胞癌好发于眼眶、内眦、鼻、颊、前额、手背;溃疡边缘呈蜡状、结节形、卷起,包有的呈黑色,炎性反应轻微或无,转移极少,主要向深部组织浸润。

33. 皮肤癌能治好吗?

早期诊断,早期治疗,一般能够治好。

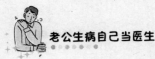

34. 如何早期发现皮肤癌?

一般来说,患者自己是很难发现的。要注意的是,当发现局部溃疡久治仍不见效时,必须到医院请专业医生诊查。

35. 如果老公患了皮肤癌,如何治疗?

手术治疗作为皮肤癌首选的治疗方法,适当的手术切除治疗,治愈率达 90% ~ 100%。对于已证实的区域淋巴结转移者,应行淋巴结清扫术,但不必做预防性的清扫术。当骨或主要血管和神经受累时,则需要截肢。电刀切除优于单纯手术切除,因为干燥对开放伤口有利。化学外科治疗效果较好,但费时,代价较高。对切除范围较大者应实施植皮术。

36. 痣有危险吗? 哪些变化可能是恶性变?

大部分痣是没有危险的。如果痣出现以下情况,则需警惕恶性变。

(1)一颗痣无其他原因而周围发红发炎,或痣的颜色突然加深。

(2)原来边界清楚的痣边缘变得模糊不清,或一边清,一边不清,颜色一边深一边浅。

(3)色素痣在短期内突然变大。

(4)表面由光滑变粗糙,出现糜烂、渗液、出血等改变。

(5)一个黑痣周围突然出现数个小的黑点,即出现卫星状样的痣,要高度警惕这个痣恶变。

(6)痣一般是无自觉不适的,若某一颗痣突然出现痒痛的感觉,则也要警惕出现痣恶变的可能。

如果出现以上情况,须即时前往医院咨询专业医师,进行相关诊疗处理。

37. 什么是脂溢性皮炎?

脂溢性皮炎,好发于皮脂腺分布较多的地方,如面部、胸部及皱褶部。胸部、肩胛部,初为小的红褐色毛囊丘疹伴油腻性鳞屑、以后渐成为中央具有细鳞屑,边缘有暗红色丘疹及较大的油腻性的环状斑片。皱褶部多见于腋窝、乳房下、脐部和腹股沟等,为境界清楚的红斑、屑少,湿润,常伴为糜烂、渗出。多见于 30 ~ 50 岁,尤其是肥胖的中年人。

38. 如果老公患了脂溢性皮炎,如何治疗?

如果患了脂溢性皮炎,最好不要自己滥用外用药物,尤其是激素类软膏,应咨询专业医师进行处理。

39. 中医如何治疗脂溢性皮炎?

中医认为脂溢性皮炎可由风燥热毒所致。治疗上常以祛风、清热、润燥为主,可选用荆芥、防风、蝉蜕、生地、苦参、何首乌、银花、连翘、蒲公英、甘草,每日 1 剂,水煎 2 次,合并煎液分 2 次服用。外用可选苦参、硫黄、蝉蜕等水煎取液外洗。

40. 什么是头部糠疹?

头部糠疹是指头皮出现灰白色鳞屑的病症,一般是由滋养头皮的皮脂腺异常而造成。

41. 如果老公患有头部糠疹,怎么处理?

轻者用 2% 水杨酸软膏局部搽擦,1 ~ 2 小时后用去污香波洗去。如果较为严重,应到医院找专科医生诊断,在医生指导下用药及治疗。

42. 什么叫牛皮癣?

民间所说的牛皮癣,病名为银屑病,是一种常见的慢性皮肤病,其特征是在红斑上反复出现多层银白色干燥鳞屑。中医古称之为"白疕",古医籍亦有称之为松皮癣,俗称牛皮癣,其特征是出现大小不等的丘疹、红斑,表面覆盖着银白色鳞屑,边界清楚,好发于头皮、四肢伸侧及背部。男性多于女性。春冬季节容易复发或加重,而夏秋季多缓解。

43.牛皮癣遗传吗?传染吗?

牛皮癣的遗传率高于其他皮肤病例。但并没有传染性。

44.如果老公患有牛皮癣,应如何治疗?

牛皮癣的病因至今尚不确切,现有治疗方法亦往往只能达到近期控制,而不能防止复发。外用药物常用有糖皮质类固醇激素霜剂或软膏、维A酸霜剂、维生素 D_3 衍生物软膏和角质促成剂(如煤焦油软膏或洗剂、水杨酸软膏等)。现在医学界广泛认为中西医结合治疗牛皮癣(银屑病)疗效确切,是值得推广的方向。

45.中医如何认识牛皮癣?

中医认为,牛皮癣主要可按以下证型辨证论治。

(1)肝郁化火。

主症:皮损色红,伴心烦易怒,失眠多梦,眩晕心悸,口苦咽干;舌边尖红,脉弦数。

治法:清肝泻火。

方药:龙胆泻肝汤加减。

(2)风湿蕴肤。

主症:皮损呈淡褐色片状,粗糙肥厚,剧痒时作,夜间尤甚;苔薄白或白腻,脉濡而缓。

治法:疏风利湿。

方药:消风散加减。

(3)血虚风燥。

主症:皮损灰白,爪如枯木,肥厚粗糙似牛皮;伴心悸怔忡,失眠健忘,女子月经不调;舌淡,脉沉细。

治法:养血祛风润燥。

方药:四物消风饮或当归饮子加减。

46.如果老公患有牛皮癣,日常应注意些什么?

牛皮癣虽然不直接影响生命,但对于身心健康有直接影响。如果老公患有牛皮癣,除了要积极配合医生治疗以外,亦要注意调节情绪变化,保持平静开朗心态,保证充足睡眠。同时日常生活中也要注意以下事项:

(1)三大忌口:忌酒、忌海鲜、忌辛辣。但忌口也应视个体差异而定,一味忌口,将使人体丧失大量营养,不利病情好转。

(2)溶血性链球菌感染是本病的一个重要诱因,尽可能避免感冒、扁桃体炎、咽炎的发生。一旦发生应积极对症治疗,以免加重病情。

(3)消除精神紧张因素,避免过于疲劳,注意休息。

(4)居住条件要干爽、通风、便于洗浴。

(5)在日常用药中,抗疟药、β-受体阻滞剂均可诱发或加重病情。

(6)多食富含维生素类食品,如新鲜水果、蔬菜等。

(7)清洗患处时,动作要轻柔,不要强行剥离皮屑,以免造成局部感染(如红、肿、热、痛),影响治疗,使病程延长。

(8)银屑病临床暂时痊愈后,其免疫功能、微循环、新陈代谢仍未完全恢复正常,一般需要2~3个月后才能复原。所以在临床痊愈后,也即外表皮损完全消退后,应再继续服用2~3个疗程药物进行巩固,使病毒清理更彻底,以免复发。

47.什么叫玫瑰糠疹?传染吗?

胸、背、四肢出现的一些发红的斑点,2~3周内布满全身,并伴有发热和瘙痒。玫瑰糠疹不具备传染性。多见于青年及中年人。

48.如果老公得了玫瑰糠疹,如何治疗?

玫瑰糠疹具有自限性,所以治疗目的主要是减轻症状并缩短疗程。可使用缓解瘙痒的药物如赛庚啶内服,外用炉甘石洗剂等。

十二、毛发疾病

1. 永久性脱发(男性型脱发)是怎样产生的?

永久性脱发是由于毛囊受损造成的。永久性脱发(即男性型脱发)的掉发过程是逐渐产生的。开始时,头前额部的头发边缘明显后缩,头顶部头发稀少;然后逐步发展,最后会发展到只剩下头后部,头两侧一圈稀疏的头发,其主要原因有三:遗传因素,血液循环中男性激素的缺乏或失调,过于肥胖。另外,多种皮肤病或皮肤受伤留下的瘢痕,天生头发发育不良,以及化学物品或物理原因对毛囊造成的严重伤害均可引起永久性脱发。

2. 暂时性脱发是什么原因?

暂时性脱发往往是由得了发高热的疾病引起的。另外,照 X 光、摄入金属(如铊、锡和砷)或热毒品、营养不良、某些带炎症的皮肤病、慢性消耗性疾病,以及内分泌失调等也可造成暂时性脱发。

3. 什么是脂溢性脱发?

脂溢性脱发以往称早秃、男性型秃发、雄性秃发、弥漫性秃发、普通性脱发等,其病因与遗传、雄性素、皮脂溢出相关。症状为头皮部油脂分泌过多,头发有油腻感。临床表现为患者头皮脂肪过量溢出,导致头皮油腻潮湿,加上尘埃与皮屑混杂,几天不洗头就很脏,并散发臭味,尤其在气温高时更是

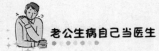

如此;有时还伴有头皮瘙痒炎症,主要是由于头皮潮湿,细菌繁殖感染引起脂溢性皮炎。脱发一般先从两额角、前额和头顶中间开始,继而弥漫于整个头顶,但头部四周的头发却不怎么掉。症状严重者脱发区变得油光发亮,剩余的头发变得细软枯黄。该脱发以男性多见,女性少有。它可能与人体的内分泌功能(主要是雄性激素)、精神状态、遗传以及某些药物因素有关。

4. 如果老公出现脂溢性脱发,如何处理?

如果老公出现了脂溢性脱发,首先到医院请医生确诊并给出治疗方案。同时,在饮食起居上应注意以下事项:

(1)限制脂肪性食物和甜食,如肥肉、奶油蛋糕、巧克力等,多食蔬菜和水果。

(2)每晚用温水涂少量硫黄香皂或硼酸皂洗头,清除头部油腻,清洁头部皮肤。

(3)遵照医嘱用药物治疗,需耐心坚持方能有效。

随着医学技术的发展,针对此类脱发,现在已有较为成熟的外科治疗方法(如植发、中胚层疗法等)。若有必要,可到医院求助于皮肤科或整形外科医生。

5. 中医是如何认识脂溢性脱发的?

中医文献中有大量关于脱发的记述,其中"发蛀脱发",又称"蛀发癣"的则相当于脂溢性脱发。中医从以下几方面对此进行辨证论治。

(1)血热风燥。

主症:头皮屑多而痒,头发枯黄易落,随手一抓则见数十根齐落,头顶日见发稀。

证候分析:青壮年素体阳盛者,或剧烈运动后,腠理大开,风邪内犯,或冷水洗头后,寒客腠理,郁冷生热,日久化燥生风,风行皮下,故而头皮屑多而痒,头发枯黄易落。

治法:凉血消风,止痒润燥。

方药:滋发汤、凉血消风散等内服。

（2）血虚风燥。

主症:头皮多屑呈糠秕状,头发干燥而无光泽,痒如虫行,前额两侧及头顶部头发稀疏而细。面色少华,头晕心悸,舌淡无苔,脉细弱。

证候分析:血热风燥日久不愈,渐伤阴血,不能上荣于头,故而头皮屑呈糠秕状,头发干燥而无泽;血虚生风,风行皮下而痒如虫行。而面色无华,头晕心悸,舌淡无苔,脉细弱等均为一派血虚之象。

治法:养血补阴,乌须生发。

方药:苣胜子汤内服。

（3）湿热内蕴。

主症:头皮油腻,如涂膏脂,头皮多屑,有明显瘙痒,日久则前额及头顶部头发稀疏变细,以致脱落秃顶。

证候分析:长期过食膏粱厚味而痰湿内生,脾失健运,湿热上蒸头顶,见头皮油腻多屑,瘙痒明显。

治法:清热利湿。

方药:祛湿健发汤、龙胆泻肝汤等内服。

（4）肝肾不足。

主症:头发焦黄枯燥,或间有白发,头目眩晕,腰膝酸软,舌绛苔光少,脉细数。

证候分析:中老年人操劳过度,日久损及肝肾,精血不足,不能上荣毛窍,而见头发失润枯焦;肾精不能滋养毛发故

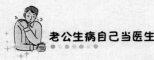

偶见白发。头目眩晕,腰膝酸软,舌绛苔光,脉细数等均为一派肝肾阴亏之象。

　　治法:滋补肝肾。

　　方药:生发汤、首乌黄精汤等内服。

　　外治可选用透骨草、侧柏叶等煎汤外洗。

　　6.老公最近头发突然成片脱落,脱发部位圆形光亮,是什么原因?

　　此种情形为斑秃。俗称"鬼剃头",是一种骤然发生的局限性斑片状的毛发疾病。其病变处头皮正常,无炎症及自觉症状。本病病程缓慢,可自行缓解恢复。若整个头皮毛发全部脱落,称全秃;若全身所有毛发均脱落者,称普秃。该病与免疫力失调、压力突然加大有一定关系。

　　7.如果老公的斑秃较为明显,应如何处理?

　　首先应打消他的思想顾虑,树立信心,舒缓紧张情绪,尽量减轻压力,积极配合医生进行治疗。斑秃的治疗效果较好,同时在减轻了紧张的情绪和精神压力后,斑秃一般会自行缓解恢复。斑秃治疗中,西药主要使用激素类药物,副作用较大。可适当选用中医药进行治疗,往往收到良好效果。

　　8.什么是化学性脱发?

　　化学性脱发是指有害化学物质对头皮组织、毛囊细胞的损害所导致的脱发。要改善此类脱发,主要注意不使用刺激性强的染发剂、烫发剂及劣质洗发用品。

　　9.什么是物理性脱发?

　　空气污染物如粉尘等堵塞毛囊、有害辐射等原因导致的脱发。要避免此类脱发,主要注意不要使用易产生静电的尼龙梳子和尼龙头刷,在空气粉尘污染严重的环境戴防护帽并及时洗头。

10. 老公偏于肥胖,也会导致脱发?

大量的饱和脂肪酸在体内代谢后产生废物,堵塞毛囊导致脱发。这种情况下,建议老公少吃油腻的食物,并加强体育锻炼。

11. 病理性脱发可以恢复吗?

病理性脱发主要由于病毒、细菌、高热对毛母细胞有损伤,抑制了毛母细胞正常分裂,使毛囊处于休克状态而导致脱发,如急性传染病、长期服用某种药物等。多休息,身体康复或停药后头发会重新长出。

12. 生活中如何正确养护头发?

(1)干性发和受损发每周焗油 1 次,补充毛发的油分和水分。每日按摩头部 10 ~ 15 分钟,促进血液循环,供给表皮营养,促进皮脂腺、汗腺的分泌。洗发后用少量橄榄油。中性发 10 ~ 15 天焗油 1 次,每周做 3 ~ 4 次头部按摩,每次 10 ~ 15 分钟,洗发后用少量护发乳。

(2)修剪发丝。当毛发生长到一定的长度,发梢就会产生分叉、易断的现象,定期修剪可避免这种现象的产生,使发丝保持健康亮泽的状态。同时,定期修剪还可刺激毛发细胞的新陈代谢,刺激毛发的生长。

(3)慎重烫发。烫发过勤会使毛发的角质细胞受损,而得不到修复,使发丝干枯,缺乏弹性,甚至分叉和折断。烫发以半年 1 次为宜,并应选择直径略大的卷心,烫的时间也不宜过长。

13. 日常生活中哪些方法可以防止脱发?

(1)早晚梳发。每天早晚各梳发百次,能刺激头皮,改善头发间的通风。

（2）更换梳发的方向。梳发的方向如果保持不变,头发缝分开的地方由于常常被阳光照射的关系,将会变的特别的干燥或变薄。如果分开的地方开始变薄,应该在搽发乳或头油后,加以按摩,使已经干燥的头皮得到滋润。

（3）施行头部按摩,促进血液循环。按摩能使头发柔软,提高新陈代谢,促进头发的发育。按摩的方法是以手指揉搓或拉紧头发就行了。按摩前,在头皮上搽发油,更能提高效果。另外,使用毛刷制成的刷子,每天以直角轻拍头皮也可以奏效。

14. 老公刚刚步入中年,已有较多白发,是什么原因?

决定人头发颜色的重要因素是毛干内含黑色素颗粒的多少,而这些颗粒是由毛发根部膨大的毛球内的毛母色素细胞所制造的。中老年人由于毛母色素细胞活力减低,而丧失了分泌黑色素的功能,于是重新长出的头发内因为缺乏黑色素颗粒而呈白发。

15. 中医如何认识白发?

中医认为,"发为血之余",意思是说头发的生长与脱落、润泽与枯槁,主要依赖于肾脏精气之充衰,以及肝脏血液的濡养。不吃或少吃米谷等主食,必然会伤脾胃,而且还会伤及肝肾。中老年白发主要是由于人在青壮年时肝的气血充盈,所以头发长得快且光泽,而到了年老体衰时则精血多虚弱,毛发变白而枯落,其直接原因是脾胃提供的营养不足所造成的,也是生理变化。

病理性白发方面,中医认为,白发与下列因素有关:

（1）精虚血弱。肾精不足,不能化生阴血,阴血亏虚,导致毛发失其濡养,故而花白。

（2）血热偏盛。情绪激动,致使水不涵木,肝旺血燥,血热偏盛,毛根失养,故发早白。

（3）肝郁脾湿。肝气郁滞,损及心脾,脾运化失职,气血生化无源,故而白发。

16. 如何预防头发过早变白？

（1）力求保持心情舒畅,避免精神危机,心理上的相对平衡对于防止早生白发至关重要。

（2）坚持体育锻炼,增强体质。

（3）讲究饮食质量,多吃一些富含优质蛋白、微量元素和维生素的食物,可选择鲜鱼、牛奶、动物肝肾、黑芝麻、食用菌类、海藻类、新鲜蔬菜和水果等。

（4）在医生指导下酌情使用维生素、叶酸,中药何首乌、枸杞子、桑椹子等药物,有助于防止或延缓白发的生成和发展。

17. 老公白发较多,可以使用染发剂吗？

染发剂是白发者常用的化妆品,如果出于对工作或形象因素的考虑,可以使用让外形年轻些,增强自信心,但由于染发剂可能引起染发皮炎应慎重使用。几乎所有医学专家都明确表示,目前世界上还没有完全无害的染发剂。染发最常见的危害是引起接触性皮炎。目前大多数染发剂中都含有过敏原——对苯二胺,部分人会对这种化学成分产生变态反应,用染发剂后会出现眼睑浮肿,皮肤发红,甚至会出现奇痒难忍的小疹,只有用抗过敏药物后,这些异常现象才可消退,以后再染发,还会出现变态反应。

18. 日常生活中哪些食物可以预防头发变白？

可常吃紫米、黑豆、赤豆、青豆、红菱、黑芝麻、核桃等食物,也要多吃乌骨鸡、牛羊肉、猪肝、甲鱼、深色肉质的鱼类、海参等肉食。此外,还要常吃胡萝卜、菠菜、紫萝卜头、紫色包心菜、香菇、黑木耳等。总之,凡是深色的食物都含有色素,对头发色泽的保养有益。

19. 哪些中药可以预防头发变白?

熟地、何首乌、桑椹子、黑芝麻、菟丝子、枸杞、补骨脂、山萸肉、龟胶、巴戟天、杜仲、茯苓、远志、石菖蒲等。

十三、骨骼、肌肉疾病

1. 什么是骨折？骨折有哪些类型？

骨折是指由于外伤或病理等原因致使骨质部分或完全断裂的一种疾病。其主要临床表现为：骨折部有局限性疼痛和压痛，局部肿胀和出现淤斑，肢体功能部分或完全丧失，完全性骨折尚可出现肢体畸形及异常活动。

可分为单纯性骨折和开放性骨折。单纯性骨折是指骨折处皮肤或黏膜完整，不与外界相通，此类骨折没有污染。开放性骨折是指骨折附近的皮肤和黏膜破裂，皮肤表面与骨折部位连通，此类骨折受到了外界污染，故治疗比较麻烦。

2. 如果老公遇到意外，出现疑似骨折症状，应如何处理？

一旦怀疑有骨折，应尽量减少患处的活动，如症状不重，则迅速送往医院处理，在转送医院时尽量用硬板床。

如果症状明显且较严重，并有开放性伤口时，其处理首先应及时恰当地止血，如有条件还应立即用消毒纱布或干净布包扎伤口，以防伤口继续被污染。伤口表面的异物要取掉，外露的骨折端切勿推入伤口，以免污染深层组织。最好用高锰酸钾等消毒液冲洗伤口后再包扎、固定。现场急救时必须及时正确地固定断肢，可减少伤患的疼痛及周围组织继续损伤，同时也便于伤员的搬运和转送。但急救时的固定是暂时的。因此，应力求简单而有效，不要求对骨折准确复位；

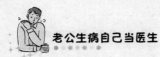
开放性骨折有骨端外露者不宜复位,而应原位固定。急救现场可就地取材,如木棍、板条、树枝、手杖或硬纸板等都可作为固定器材,其长短以固定住骨折处上下两个关节为准。如找不到固定的硬物,也可用布带直接将伤肢绑在身上,骨折的上肢可固定在胸壁上,使前臂悬于胸前;骨折的下肢可同健肢固定在一起。然后迅速、安全地转送伤员到医院救治。

3.判断的骨折最可靠的方法是什么?

判断骨折最可靠的方法是做 X 光透视、照片。通过 X 线检查,可以准确诊断是否有骨折,是哪种骨折。

4.老公发生骨折后,多长时间应做一次骨折部位的 X 线检查?

一般来说,在骨折复位前检查一次,复位后检查一次,复位后 7～10 天检查一次,拆除石膏绷带后检查一次。如果是需要相当长的一段时间才能治愈的骨折应当 2～3 周就检查一次。

5.骨折怎样才算治愈?

新骨头(骨痂)长满骨折的骨片之间,亦称为骨愈合。

6.骨折过的骨头复位后是否同以前一样结实?

只要正确治疗,便可恢复到正常程度。

7.为了尽早地治好老公的骨折,饮食上需要注意些什么?

骨折患者需要适当补充锌、铁、锰等微量元素。

动物肝脏、海产品、黄豆、葵花籽、蘑菇中含锌较多;动物肝脏、鸡蛋、豆类、绿叶蔬菜、小麦、面包中含铁较多;麦片、芥菜、蛋黄、乳酪中含锰较多。

骨折病人常有大便秘结,卧床病人更多见。宜多食含纤维素多的蔬菜,吃些香蕉、蜂蜜等促进排便的食物。必要时服用通便药物,如麻仁丸6～9克,每日1次或2次;或液体石蜡20～30毫升,每晚1次。卧床病人易发生尿路感染和尿路结石,宜适当多饮水利尿。骨折病人对饮食没有特殊限制,就是不要吸烟。吸烟会影响骨折愈合。

开放性骨折的病人饮食还要特别注意以下两点:

(1)忌盲目补充钙质。钙是构成骨骼的重要原料,有人以为骨折以后多补充钙质能加速断骨的愈合。但科学研究发现,增加钙的摄入量并不加速断骨的愈合,而对于长期卧床的骨折病人,还有引起血钙增高的潜在危险,而同时伴有血磷降低。这是由于长期卧床,一方面抑制对钙的吸收利用,一方面肾小管对钙的重吸收增加的结果。所以,对于骨折病人来说,身体中并不缺乏钙质,只要根据病情和按医生嘱咐,加强功能锻炼和尽早活动,就能促进骨对钙的吸收利用,加速断骨的愈合。尤其对于骨折后卧床期间的病人,盲目地补充钙质,并无裨益,还可能有害。

(2)忌多吃肉骨头。有些人认为,骨折后多吃肉骨头,可使骨折早期愈合。其实不然,现代医学经过多次实践证明,骨折病人多吃肉骨头,非但不能早期愈合,反而会使骨折愈合时间推迟。究其原因,是因为受损伤后骨的再生,主要是依靠骨膜、骨髓的作用,而骨膜、骨髓只有在增加骨胶原的条件下,才能更好地发挥作用,而肉骨头的成分主要是磷和钙。若骨折后大量摄入,就会促使骨质内无机质成分增高,导致骨质内有机质的比例失调,所以,就会对骨折的早期愈合产生阻碍作用。但新鲜的肉骨头汤味道鲜美,有刺激食欲作用,少吃无妨。

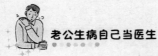

8.打石膏绷带是否只在骨折部位?打石膏绷带和拆除时会感觉疼痛吗?

石膏绷带原则上至少应从骨折部位的上一个关节绑到下一个关节。打绷带和拆除不会感觉疼痛。但绑上石膏绷带后还是会感觉到疼痛,2~3天后会消除。

9.拆下石膏绷带后,手脚是否立刻能正常活动?

要恢复四肢正常功能,一般在拆除石膏绷带后需要进行几周甚至几月的物理治疗。

10.腰椎间盘突出是种什么病?

正常情况下,软骨在椎骨间起着胶垫缓冲作用。软骨错位后,身段活动时它就会处于一种受压迫的地位,疼痛便会加重。

11.引起腰痛的一般原因是什么?

引起腰痛的原因很多,常见的有以下几种:

(1)各种原因所致的扭伤或跌伤而伤及腰部肌肉。

(2)脊柱关节炎。

(3)椎间盘突出及椎间盘变形、增生等。

(4)肾脏疾病等。

12.腰痛病中,如何区分一般的腰痛、坐骨神经痛、椎间盘突出痛等?

很难区分。腰痛是靠近背部中间或一侧有肌肉压痛和疼痛。腰痛是一种症状,而非一种疾病,坐骨神经痛和椎间盘突出也会出现此种症状。故此,要区分以上疾病,必须要做一些相关的检查方能判断。

13.如果老公发生腰痛情况,应该做些什么检查?

如果老公发生了腰痛,首先应该到医院咨询医生,根据

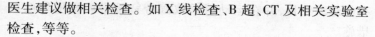

医生建议做相关检查。如 X 线检查、B 超、CT 及相关实验室检查,等等。

14. 如果老公患了腰椎间盘突出,主要有些什么症状?

腰椎间盘突出的主要症状为腰或腰骶部疼痛,反复发作,疼痛可随气候变化或劳累程度而变化,时轻时重,缠绵不愈。腰部可有广泛压痛,脊椎活动多无异常。急性发作时,各种症状均明显加重,并可有肌肉痉挛,脊椎侧弯和功能活动受限。部分患者可有下肢牵拉性疼痛,但无窜痛和肌肤麻木感。疼痛的性质多为钝痛,可局限于一个部位,也可散布整个背部,腰部也有酸痛或胀痛,部分刺痛或灼痛。

15. 老公患有腰椎间盘突出,要如何治疗?

腰椎间盘突出的治疗大体分为三大类:

(1)非手术治疗。包括卧床休息、药物治疗、牵引疗法、物理治疗、推拿治疗、针灸治疗、封闭疗法、小针刀疗法。

(2)手术治疗。包括常规开放性手术(包括:半椎板切除、全椎板切除、经腹椎间盘手术)、椎间盘镜微创手术、经皮穿刺切吸术、人工腰椎间盘置换。

(3)介入治疗。包括射频热凝靶点穿刺技术等。

16. 如果老公患有腰椎间盘突出,日常生活中要注意什么?

一般来说,在腰椎间盘突出症急性发作期,一定要卧硬板床休息,并适当采取相应治疗,绝对禁止进行体育运动。在腰椎间盘突出症的急性发作缓解期或已经缓解仅有轻微症状的患者,可适当参加体育运动,但要缓慢地进行运动并适当控制活动量,循序渐进。切忌突然地、剧烈地运动,且要对运动项目进行选择,初期应选择腰部活动和负荷相对少一

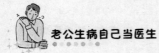

些的运动项目,并在运动时采取佩带宽腰带或腰围等保护措施。

生活起居上,要养成良好的生活、工作方式,起居饮食要规律,减少通宵熬夜,尤其是不可坐在电脑前通宵工作或玩游戏;规律饮食,重视早餐的摄入,多摄取高蛋白及高维生素饮食,多吃水果及蔬菜。同时要注意调节心理压力,保持愉悦的工作及生活心境。

17. 慢性腰痛的一般治疗方法有哪些?

(1)睡较硬的床。

(2)定时服用水杨酸类止痛药物。

(3)湿热疗法,使腰部皮肤及深部发热。

(4)按医生建议做锻炼,以使肌肉放松,同时加强腰背部肌肉。

(5)避免突然扭动身体。

18. 什么是风湿?

风湿是指以肌肉、关节疼痛为主的一类疾病。一般表现在肌肉、关节、肌腱、滑液囊及其他筋、骨骼组织上出现的各种疼痛。风湿是一种范围广、全身游走的疼痛。

19. 关节炎是什么?

关节炎是指由炎症、感染、创伤或其他因素引起的关节炎性病变。它的主要特征是关节红、肿、热、痛和功能障碍。

20. 常见的关节炎有哪些?

(1)风湿样关节炎(类风湿性关节炎)。

(2)骨关节炎。

(3)外伤性关节炎。

(4)痛风性关节炎。

(5)细菌性关节炎。

(6)药物作用或激素异常而引起的关节炎。

21.什么是类风湿性关节炎？类风湿性关节炎的主要表现是什么？好发于哪类人群？

类风湿性关节炎是一种以关节滑膜炎为特征的慢性全身性自身免疫性疾病。滑膜炎持久反复发作，可导致关节内软骨和骨的破坏，关节功能障碍，甚至残废；血管炎病变累及全身各个器官，故本病又称为类风湿病。其主要症状表现为由于关节炎症而引起的疼痛、红肿、发热、体弱、贫血等，造成组织破坏。发病期间程度各有不同，有急性发展期，亦有停止活动期，病程缓慢。如果任其发展而不做治疗，病情持续发展，至关节组织受到破坏，便会造成残废或出现畸形。类风湿性关节炎好发于女性，女性患此病比例约为男性3倍。

22.什么是骨关节炎？

骨关节炎是一种常见的慢性关节疾病，其主要病变是关节软骨的退行性变和继发性骨质增生，多见于中老年人，好发在负重较大的膝关节、髋关节、脊柱及手指关节等部位。骨关节炎可分为原发性和继发性两类。其原因一般认为是对关节组织施以不当或不彻底的治疗；或随着年龄的增长而引起的某种新陈代谢变化，而导致关节长年磨损。

23.骨关节炎好发于哪些关节？其主要症状有哪些？

骨关节炎好发于膝关节、股关节、脊柱等支撑体重的关节。其主要症状有：以僵硬为主，劳累、受凉或轻微外伤而加重，肢体从一个位置换到另一个位置时困难，稍活动疼痛，僵硬很快缓解，如早晨起床或久坐后起立时，出现僵硬、疼痛，症状明显，经过活动后关节症状减轻或消失，由于早期出现此症状不被重

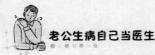

视,加上没有及时治疗,此症状慢慢加重,每 1 ~ 2 年急性发作一次,发作时关节轻微肿胀或有少量积液,有时关节活动出现摩擦感,功能受到一定影响。骨关节炎晚期关节痛痛加重,夜间休息时能疼醒,疼痛为持续不断,直至关节变形、肿大,功能活动受到障碍生活不能自理。骨痛关节炎起病缓慢、症状多出现在 40 岁以后,随年龄增长而发病者增多。

24. 如果老公患了骨关节炎,应当如何处理以减轻症状?

最主要施以物理疗法、减轻体重及用药等可减轻关节负担及炎症的治疗。通过外科手术也可治疗由关节炎引起的骨变形。当然,当确知老公患了骨关节炎后,所有处理应当到医院咨询医生后进行恰当处理,在医生指导下进行用药和全面治疗。

25. 什么是外伤性关节炎?

外伤性关节炎是指由跌打、扭挫之类的外伤所造成的关节炎症。多易发生在持重关节,如肩、膝、踝等关节,运动员及青壮年中多见。

26. 如果老公膝盖有积液,会是外伤性关节炎引起的吗?

一般来说是的,膝盖积水是外伤性关节炎的表现症状之一。

27. 如果老公因伤致膝盖有积液,可以"抽水"吗?

"抽水"其实是指用注射器抽出关节里积存的液体,可以起到缓解疼痛、减轻症状的作用。因此,在关节受伤后出现水肿的情况下,可以到医院由医生做此治疗。

28. 老公发生了外伤性关节炎,一般要做何处理,多久能够完全恢复正常?

如果发生了外伤性关节炎,应到医院由专业人员进行相关处理。主要需要牢牢打上夹板,缠上绷带,固定关节,直至炎症彻底消失为止。一般来说,处理得当,2~3周即可完全恢复正常。

29. 什么是细菌性关节炎? 其主要症状是什么?

细菌性关节炎是指由链球菌、葡萄球菌、淋菌等细菌所引起的关节部位的感染。其中非淋菌性细菌性关节炎最为多见。非淋菌性细菌性关节炎是一种严重的疾病,病死率为5%~10%。25%~40%的患者有关节损伤与功能障碍。其典型的表现:①突然发作关节疼痛与肿胀;②有明显的关节内渗出,主动及被动运动受限;③80%~90%的患者仅累及单个关节;④好发部位为膝关节,约占成年人受感染关节的50%以上。

30. 如果老公患了细菌性关节炎,应如何处理?

如果老公患了细菌性关节炎,应立即到医院做全面系统的检查治疗,由专业医生进行处理。

31. 什么是痛风? 好发于哪类人群?

痛风又称"高尿酸血症",是嘌呤代谢障碍,属于关节炎中的一种。人体内嘌呤物质的新陈代谢发生紊乱,尿酸盐的合成增加或排出减少,造成高尿酸血症,血尿酸浓度过高时,尿酸以钠盐的形式沉积在关节、软骨和肾脏中,引起组织异物炎性反应,即痛风。血尿酸积存过量会慢慢损害骨的功能并破坏其他器官。痛风高发于男性,男性与女性患痛风的比例约为20:1。

32. 什么是痛风性关节炎?

血尿酸在一处或多处关节等部位所发生的炎症即为痛风性关节炎。常伴有剧烈疼痛。

33. 痛风有家族性吗?

痛风有典型的家族性。

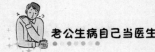

34. 急性痛风发作的原因是什么？其典型症状是什么？

急性痛风发生的原因一般由手术、暴饮暴食、饮酒过量、情绪激动、过冷等原因所引起。某些药物尤其是利尿药会增加血液中的尿酸盐含量，也会引起痛风。其典型症状为：急性痛风发作部位出现红、肿、热、剧烈疼痛，一般多在午夜发作，可使人从睡眠中惊醒。痛风初期，发作多见于下肢，一般发作部位为大拇趾关节、踝关节、膝关节等。

35. 老公发生了痛风症状，但觉得几天就好了，不愿做系统治疗，会有何后果？

一般来说，如果发生是急性痛风症状，其急性发作会持续2～14天。这种发作后大概会间隔几个月或一年甚至更长时间，而间隔期间一般没有什么疼痛和症状。如果不加以治疗，再次发作时会更加频繁，且持续时间变长，对于关节的损伤也就更为严重。最后，关节（尤其手足关节）会严重弯曲、损伤，甚至残废。

36. 如果老公有关节红、肿、热、痛现象，如何确诊是否属于痛风？

要确诊是否是痛风，主要通过检查血液中的血尿酸含量来确定。

据美国风湿病协会提出的标准：关节液中有特异的尿酸盐结晶体，或有痛风石，用化学方法或偏振光显微镜观察证实有尿酸盐结晶。上述三项符合一项者即可确诊。

具备下列临床、实验室检查和X线征象等13条中的6条者，可确诊为痛风：

（1）1次以上的急性关节炎发作。

（2）炎症表现在1天内达到高峰。

（3）单关节炎发作。

（4）观察到关节发红。

（5）第一跖趾关节疼痛或肿胀。

（6）单侧发作累及第一跖趾关节。

（7）单侧发作累及跗骨关节。

（8）可疑的痛风石。

（9）高尿酸血症。

（10）关节内非对称性肿大 X 线检查。

（11）骨皮质下囊肿不伴有骨质糜烂。

（12）关节炎症发作期间,关节液微生物培养阴性。

（13）典型的痛风足,即第一跖趾关节炎,伴关节周围软组织肿胀。

总之,急性痛风根据典型临床表现、实验室检查和治疗反应不难诊断。

37. 如果老公患了痛风,有没有对痛风行之有效的治疗方法?

有。可以控制痛风发作的药物很多,临床运用最广泛的有别嘌呤醇。作为控制急性发作的药物还有肾上腺皮质激素、保太松、丙磺舒等。如果能够做到对于痛风进行早期治疗,甚至可以做到防止关节的永久性损伤和复发。

38. 如何能够做到痛风病的早期发现?

早期发现痛风最简单而有效的方法,就是检测血尿酸浓度。对人群进行大规模的血尿酸普查可及时发现高尿酸血症,这对早期发现及早期防治痛风有十分重要的意义。在目前尚无条件进行大规模血尿酸检测的情况下,至少应对下列人员进行血尿酸的常规检测:

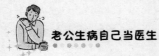

（1）60岁以上的老年人，无论男、女及是否肥胖。

（2）肥胖的中年男性及绝经期后的女性。

（3）高血压、动脉硬化、冠心病、脑血管病（如脑梗死、脑出血）病人。

（4）糖尿病人（主要是Ⅱ型糖尿病）。

（5）原因未明的关节炎，尤其是中年以上的病人，以单关节炎发作为特征。

（6）肾结石，尤其是多发性肾结石及双侧肾结石病人。

（7）有痛风家族史的成员。

（8）长期嗜肉类，并有饮酒习惯的中年以上的人。

凡属于以上所列情况中任何一项的人，均应主动去医院做有关痛风的实验室检查，以及早发现高尿酸血症与痛风，不要等到已出现典型的临床症状（如皮下痛风、结石）后才去求医。如果首次检查血尿酸正常，也不能轻易排除痛风及高尿酸血症的可能性。以后应定期复查，至少应每年健康检查一次。这样可使痛风的早期发现率大大提高。

39. 老公已确诊患有痛风，如何预防发作？

痛风病的发作常与饮食不节、着凉、过度劳累有关，因此预防发作应做到以下几点：

（1）戒酒。

（2）避免过度劳累、着凉。

（3）虾、蟹、动物内脏及含嘌呤高的食物应少食，菠菜、豆类等食物应少食。

（4）大量饮水，促进尿酸排泄。

（5）牛奶、蛋类、大部分蔬菜、水果可不限。

（6）发面面食放碱的粥类，因含碱性物质可促进尿酸排

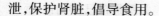

泄,保护肾脏,倡导食用。

40.如何给已患痛风的老公从饮食上进行调理?

(1)控制每天总热能的摄入。控制每天总热能的摄入,少吃碳水化合物。此外,还要少吃蔗糖、蜂蜜,因为它们含果糖很高,会加速尿酸生成。蔬菜中的嫩扁豆、青蚕豆、鲜豌豆含嘌呤量高,也要限制食用。

(2)限制蛋白质的摄入。多选用牛奶、奶酪、脱脂奶粉和蛋类,它们所含嘌呤少;但不要喝酸奶,因为它含乳酸较多,对痛风患者不利。尽量别吃肉、禽、鱼类,如一定要吃,应将肉煮沸后弃汤食用。这是因为嘌呤易溶于水,汤中含量很高。

(3)多吃碱性食品。如蔬菜、马铃薯、水果等,可以降低血和尿液的酸度。西瓜和冬瓜不但是碱性食品,而且具有利尿作用,对痛风患者更有利。

(4)保障尿量充沛。平时应多喝白开水、茶水、矿泉水、汽水和果汁,不要喝浓茶、咖啡、可可等有兴奋植物神经系统作用的饮料,它们可能会引起痛风发作。

(5)避免饮酒。酒精具有抑制尿酸排泄的作用,长期少量饮酒还可刺激嘌呤合成增加,尤其是喝酒时再吃肉禽类食品,会使嘌呤的摄入量加倍。

(6)少吃辣椒等调料。辣椒、咖喱、胡椒、花椒、芥末、生姜等调料均能兴奋植物神经,诱使痛风发作,应尽量少吃。

(7)忌食火锅。这是因为火锅原料主要是动物内脏、虾、贝类、海鲜,再饮啤酒,自然是火上添油了。调查证明,涮一次火锅比一顿正餐摄入嘌呤高10倍,甚至数十倍。一瓶啤酒可使尿酸升高1倍。高血压病人患痛风可能性会增加10倍。

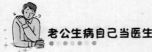

痛风与糖尿病一样是终生疾病。关键是自己控制饮食,多食含"嘌呤"低的碱性食物,如瓜果、蔬菜,少食肉、鱼等酸性食物,做到饮食清淡,低蛋白低糖,多饮水,以利体内尿酸排泄。

41. 可的松能够治疗关节炎吗?

可的松主要用来控制炎症、缓解疼痛,但不能治疗关节炎。

42. 阿司匹林对治疗关节炎有何效果?

可以缓解关节炎症状。但必须要在医生指导下按医嘱服用,因为阿司匹林具有很多副作用。

43. 抗菌素对治疗关节炎有效吗?

抗菌素只对淋病、链球菌或由细菌所引起的关节炎有效。

44. 经常有人为患关节炎的患者推荐温泉浴,温泉浴对关节炎有治疗效果吗?

没有。但温泉浴由于适度的水温可减轻一些关节炎的症状,对人身心起到放松的作用,对病人有良性的心理暗示。

45. 局部热敷及电透热疗法对关节炎有效吗?

有暂时缓解症状的作用。

46. 特殊的饮食疗法对关节炎患者有作用吗?

一般来讲,饮食疗法并不对关节炎起明显治疗作用。但对于痛风性关节炎,正确的饮食疗法会减少其发作次数,并缓解其症状。

47. 有人说,拔牙可以减轻关节炎症状,是正确的吗?

一般来说,拔牙是不会减轻关节炎症状的。

48. 有人对老公说摘除扁桃体及洗涤结肠等方法可以减轻关节炎,可能吗?

不可能。这些方法对关节炎是无效的,不能盲目听从,更不能随意使用。

49. 手术可以缓解关节炎的疼痛吗?

可以的。尤其对于慢性关节变形的治疗非常有效。若有症状,可咨询医生进行治疗。

50. 气候的变化对于关节炎有影响吗?

有的。干燥的气候可以缓解关节炎症状,寒冷潮湿的气候可能加重关节炎症状。

51. 什么是滑囊炎? 哪些部位易患滑囊炎?

滑囊是充满滑膜液的囊状间隙,位于组织间产生摩擦的部位,如肌腱或肌肉经过骨突起的部位。滑囊对正常运动有润滑作用,可减少运动各部位之间的摩擦力。滑囊可与关节相通。滑囊炎是滑囊分泌了过多液体,或滑囊内壁发生炎症,多有钙大量溶解在滑液之中。急性滑囊炎疼痛难忍。滑囊炎最多发生在肩部(肩峰下或三角肌下滑囊炎),其他常见发病部位有肱骨鹰嘴(矿工肘),髌前(主妇膝)或髌上,跟腱(跟腱滑囊炎),髂耻部(髂腰部),坐骨部(裁缝或织工臀),大转子和第一跖骨头(踻囊炎)。滑囊炎病因可能与肿瘤、慢性劳损、炎性关节炎(如痛风、类风湿性关节炎)或慢性感染(如化脓性细菌,特别是金黄色葡萄球菌,结核菌很少引起滑囊炎)有关。

52. 滑囊炎有哪些常见症状?

多无明确原因在关节或骨突出部逐渐出现一圆形或椭圆形包块,缓慢长大伴压痛。表浅者可扪及,边缘清楚,有波动感,皮肤无炎症;部位深者,边界不清,有时被误认为是实质性肿瘤。当受到较大外力后,包块可较快增大,伴剧烈疼痛。此时皮肤有红、热,但无水肿。包块穿刺,慢性期为清黏

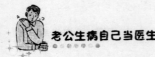

液,急性损伤后为血性黏液。偶尔因皮肤磨损而继发感染,则有化脓性炎症的表现。

急性滑囊炎的特征是疼痛,局限性压痛和活动受限。如为浅部滑囊受累(髌前及鹰嘴),局部常红肿。化学性(如结晶所致)或细菌性滑囊炎均有剧烈疼痛,局部皮肤明显发红,温度升高。

53.如果老公患了滑囊炎,如何治疗?

(1)不要活动患部。

(2)出现急性症状时,要进行冷敷。

(3)往滑囊里注射,抽出含有内部渗出液及钙的液体,注入肾上腺皮质激素和局部麻醉剂。

(4)在发生慢性炎症的滑囊中,为防止关节和肌肉变得萎缩发硬,还要进行理疗。

(5)当采取吸出内液、注入药液的治疗方法不见效时,可以对患部进行 X 线照射治疗。

(6)如果以上方法均不见效,应采用手术方法割除滑囊。

以上治疗,需要咨询医生,在医生指导下或由医生亲自施行。

54.如果摘除了滑囊,手足及关节还能正常活动吗?

能的。滑囊只是在骨头隆起的部位上起一个润滑作用,使肌肉及肌腱活动灵活。

55.老公的滑囊炎已经治疗痊愈,有复发的可能吗?

有的。如果其从事职业容易受外伤,则复发可能性就更大了。

56.神经 - 肌肉疾病一般有哪些?

(1)重症肌无力。

（2）进行性肌肉萎缩症。

（3）营养失调肌肉萎缩症。

57.神经－肌肉疾病主要有哪些症状？

神经－肌肉疾病主要会表现出：

（1）肌肉麻痹变硬，发生痉挛。

（2）肌肉萎缩、坏死。

（3）肌肉软弱、变性。

58.什么是重症肌无力？

重症肌无力是一种神经－肌肉接头部位因乙酰胆碱受体减少而出现传递障碍的自身免疫性疾病。临床主要特征是局部或全身横纹肌于活动时易于疲劳无力，经休息或用抗胆碱酯酶药物后可以缓解。也可累及心肌与平滑肌，表现出相应的内脏症状。重症肌无力可有家族史（家族性遗传重症肌无力）。

59.如果老公有肌无力表现，如何处理？

如果有此类表现，须尽快到医院就诊，做全面系统检查并治疗。

60.什么是进行性肌肉萎缩症？

进行性肌肉萎缩的主要病变部位在脊髓前角运动神经元和椎体束，发病年龄多数在 40～50 岁之间，男性多于女性，常常是缓慢进展。存活期较长，一般在 5 年以上，少数病人甚至存活 20 年以上，后期病人常死于营养障碍、肺部感染等并发症。

61.如果老公患了进行性肌肉萎缩症，可以治疗吗？

目前本病还没有有效的治疗方法。但可以通过按摩、运动等方法来减轻症状。

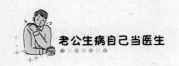

十四、消化道疾病

1. 老公时常出现咽不下食物或者吞咽较困难情况,是怎么回事?

通常是由于机械性的原因或者是痉挛造成的食管闭塞。

2. 如果老公经常呕吐未消化食物是什么原因?

往往是由于食管闭塞或出现憩室(憩室是由于钡剂经过胃肠道管壁的薄弱区向外膨出形成的囊袋状影像,或是由于管腔外临近组织病变的粘连、牵拉造成管壁全层向外突出的囊袋状影像,其内及附近的黏膜皱襞形态正常,称之为憩室。)。

3. 如果老公经常呕吐泛酸的食物或胃内容物是什么原因所致?

这种情形通常是胃、十二指肠、胆囊疾病所造成。

4. 食道在什么情况下会引起炎症?

食道炎是指食道黏膜浅层或深层组织由于受到不正常的刺激,食道黏膜发生水肿和充血而引发的炎症。这些刺激有胃酸、十二指肠反呕上来的胆汁、烈酒、辣椒、太热的菜汤、过于浓热的茶,等等。可分为原发性与继发性食道炎。食道发炎的原因有许多,如严重呕吐后,或长期放置鼻胃管,或服用阿司匹林、强酸强碱、非类固醇类消炎药,或接受化学治疗、放射治疗的患者,或是病患本身抵抗力下降而受结核菌,

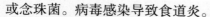

或念珠菌。病毒感染导致食道炎。

5. 食道炎是大病吗？

是的,如果患了食管炎,食道会破裂、出血或诱发狭窄,造成吞咽困难。

6. 食道炎有哪些主要症状？

食道炎的症状主要是以吞咽疼痛、困难,心口灼热及胸骨后疼痛居多,当食道炎严重时可引起食道痉挛及食道狭窄。一般食道炎的出血较轻微,但也可能引起吐血或解柏油便。

7. 如果老公患了食道炎,应如何治疗？

(1)去除病因。给予柔软流质食物,禁食粗、硬、干、粉等刺激性食物。

(2)抗酸止吐。口服氢氧化铝每千克体重 0.1～0.3 毫克,或氧化镁 0.2 毫克。若抗酸剂效果不佳时,可口服甲氰脒胍,每千克体重 5～10 毫克,每天 2 次。呕吐时,口服胃复安,每千克体重 0.2～0.5 毫克,每天 2～3 次。

(3)抗菌消炎肌内注射青霉素、链霉素,每天 2 次;地塞米松,每千克体重 0.13～1.0 毫克,每天 1 次。真菌感染时,静脉注射两性霉素 B,每千克体重 0.5 毫克,隔天 1 次。

8. 中医如何认识治疗反流性食道炎？

中医对于反流性食道炎通常采取辨证施治的方法,根据中医理论将反流性食道炎分为以下几种类型:

情志不畅型,症见胸骨后疼痛或烧灼样疼痛,每因情志不畅而诱发或加重,胃脘及胁胀痛、反酸、食欲不振等。治疗采取疏肝理气,和胃降逆的方法,方选柴胡疏肝散加减:柴胡 6 克,白芍 15 克,乌贼骨 15 克,郁金、元胡、制香附、苏梗、半

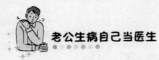

夏、枳壳各 10 克,甘草 5 克。

　　肝郁化热型,症见胸骨后疼痛或烧灼样疼痛,反酸嗳气、性情急躁易怒、头面燥热、口干口苦、多饮、大便干结、舌红。可采用疏肝清热,和胃降逆治法,方选丹栀逍遥散加减:丹皮、栀子、大黄、花粉、白芍各 10 克,柴胡 6 克,生地、瓜蒌各 20 克,石决明 30 克,竹茹 12 克。

　　脾虚气滞型,症见剑突下或胸骨后隐隐烧灼、胃脘胀满、食欲减退、反酸或泛吐清水、大便不调等。治疗采用健脾理气,温胃降逆的丁香柿蒂散加减:丁香 3 克,柿蒂 20 克,白术、元胡、生姜各 10 克,党参、茯苓、苏梗各 15 克,半夏 12 克。

　　气虚血淤型,症见吞咽困难、胸骨后疼痛、神疲乏力、面色无华、形体消瘦、舌淡暗、舌边有淤点。以益气养阴,化淤散结为治法,方选启膈散加减:丹参、茯苓、太子参各 20 克,浙贝母、荷叶、柿蒂各 15 克,当归、郁金各 12 克,三七粉 3 克,桃仁、元胡 10 克。

　　脾虚胃热型,症见剑突下灼热、胃脘隐痛胀闷、纳呆、反酸、欲吐清水、嗳气等。以健脾益气,清胃降逆为治法,方选半夏泻心汤加减:党参、半夏、黄芩、元胡、大枣各 10 克,干姜、黄连、炙甘草各 5 克,乌贼骨 20 克,茯苓 15 克。

　　反流性食道炎患者餐后应尽量保持直立位或躯干直立,还应注意减轻腹压,避免剧烈的活动,不要穿紧身衣和束腰带。睡前少进热茶或饮料,戒烟,平时限制酒和酸性刺激性食物及糖、巧克力、咖啡等食品。

　　对于较严重的反流性食道炎,可以配合西药进行治疗,经中西医结合治疗无效者,可考虑手术治疗。总之,调情志,适寒温,配合适当的治疗,就能达到治愈疾病的目的。

9.什么是食道憩室?

食道憩室是指食道肌肉壁出现的黏膜性的外袋。有3个好发部位:①咽食管憩室:发生在咽与食管交界处,为膨出型憩室;②支气管旁憩室:发生在食管中段,亦称为食管中段憩室,为牵出型憩室;③膈上憩室:发生在食管下段的膈上部,亦为膨出型憩室。咽食管憩室较多,其次为膈上憩室,支气管旁憩室最少见。食管憩室是否产生症状与憩室的大小、开口的部位、是否存留食物及分泌物等有关,大多数症状轻微且不典型。食管憩室常见于50岁以上的老年人,男性多于女性。

10.如果老公出现了咽食管憩室,会有什么症状?

在发生咽食管憩室早期,仅有一小部分黏膜突出的憩室,开口较大,且与咽食管腔直角相通,食物不易残留,可以没有症状或症状轻微,只偶尔在食物粘在憩室壁上出现喉部发痒的刺激症状,当咳嗽或饮水食物残渣脱落后,症状消失。

如果憩室逐渐增大,积存的食物和分泌物开始增多,有时会自动返流到口腔内,偶尔造成误吸。在此期间,患者可听见在咽部有由于空气、食物进出憩室而发现的响声。

由于食物的积存,憩室会继续增大,并逐渐下坠,不利于憩室内积存物的排出,致使憩室的开口正对咽下方,咽下的食物均先进入憩室而发生返流,此时出现吞咽困难,并呈进行性加重,部分患者还有口臭、恶心、食欲不振等症状。有的因进食困难而营养不良和体重下降。

如有误吸还会有肺炎、肺不张或肺脓肿等合并症。出血、穿孔等合并症较少见。

11.食道憩室如何治疗?

无症状的憩室不治疗也不会出现什么问题。有症状的

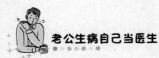

憩室则需做外科手术切除。颈前段的食道出现憩室,需要切开颈部;食道下段出现憩室,则需要做开胸手术。术后常规护理即可康复。

12. 什么是贲门痉挛? 其症状主要有哪些?

贲门痉挛即食管贲门失弛缓症,主要是指贲门失去弛缓性。食管神经肌肉功能障碍所引起的贲门不能弛缓而痉挛,连续痉挛会造成食道上部异常扩张和膨胀。其最明显的症状便是吞咽困难,以进固体食物和冷液体食物更明显,症状有缓解期,常受情绪和神经紧张影响(如并发食管炎,可出现胸骨后烧灼样疼痛,甚至因黏膜溃疡出血而呕吐),较大的扩张食管,腔内常潴留食物,造成食物返流,因进食困难,常于吃饭时饮大量水,进食时间也较正常人长,体检可无阳性体征,绝大多数病人无营养障碍病征;如并发食管炎或吸入性肺炎可出现相应的症状和体征。

13. 如果老公出现贲门痉挛症状,应当如何治疗?

如果老公患了此病,应当及时就医,不能以症状轻微或可以忍受为理由而拖延就医。一般情况下,医生在做了全面系统诊查后,会做出以下治疗方案。

(1)保守疗法:对早期病人,应耐心解释病情,安定情绪,给镇静剂、解痉、消炎、活血化淤的药物,吃比较软的食物,可以缓解症状。

(2)扩张疗法:用探条直接或经食管插入食管贲门部,以扩张缩窄的食道。

(3)如果以上治疗效果不显,则需要手术治疗。

同时在生活中,注意少食多餐、饮食细嚼,避免过冷过热和刺激性饮食。如果情绪过于紧张焦虑,要及时抚慰及疏

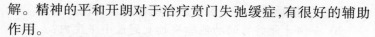

解。精神的平和开朗对于治疗贲门失弛缓症,有很好的辅助作用。

14. 什么是胃? 胃有哪些功能?

胃是人体一个重要的消化器官,是位于上腹部左侧,在肋骨下与横膈膜相接的中空的袋状器官。胃的主要功能是分泌胃液,帮助搅磨食物并促进消化。多数人误解我们每天所吃的大部分食物是由胃消化的,其实并非如此。消化食物主要是在小肠完成的。

15. 什么是胃病?

人们常说的胃病,一般是指胃炎和胃、十二指肠溃疡病。胃炎是胃黏膜炎症的总称。经常发生于40~50岁之间,男性多于女性。

引起胃病的原因很多,包括遗传、环境、饮食、药物、细菌感染等以及吸烟、过度酗酒都可引起。

16. 胃发生障碍的常见病变有哪些?

主要有消化障碍(如消化不良);胃酸分泌过多;急性胃炎;慢性胃炎;溃疡;幽门狭窄;横膈膜空出;良性肿瘤;癌。

17. 什么是十二指肠? 十二指肠功能有哪些?

十二指肠是小肠的一段。这段小肠长约25厘米,因约等于人的十二个手指排列的宽度而得名。由于侵害胃的疾病也会侵害十二指肠,故一般认为十二指肠与胃有着密切关系。其功能主要在于十二指肠的壁可产生促进食物消化的分泌液,加上它本身是小肠的一部分,负责输送胆汁与胰液。

18. 十二指肠的一般性疾病有哪些?

主要有十二指肠炎和十二指肠溃疡。

19. 哪类人群最易发生胃和十二指肠障碍?

一般来说,20~40岁精力旺盛、劳心劳力的人群,极易发

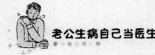

生胃和十二指肠障碍。男性发病率明显高于女性。

20.如何才能将胃的功能障碍控制到最小限度内？

（1）饮食调养。凡饮食不节、过饥过饱或过食生冷食品都能影响胃的功能而引起疼痛，胃病之后消化性功能减弱，因此饮食一定要按时定量，少吃为宜，吃饭时要细嚼慢咽，吃清淡易消化的食物。胃喜润恶燥，而醇酒辛辣、油腻厚味的食物均能生热化燥，对胃部不利。

（2）精神调整。临床上由于精神刺激、情志不舒、肝气郁滞，使胃病复发和加重的最为多见。因此应保持精神舒畅愉快，情绪稳定，避免情志刺激。

（3）慎起居、重锻炼。有规律的生活对于健康也是非常重要的，得了胃病更应当注意按时用药之外，还要有严格的作息制度，保证充足的休息和睡眠，可以促进疾病的康复。经常锻炼身体，能增强体质，提高抗病能力，通过运动可以促进胃肠道的蠕动和分泌。同时注意气候变化及时增减衣被，免受寒邪侵袭，对于促进胃病的康复有着重要的意义。

（4）戒除烟、酒，减少对胃的刺激。

21.医生是怎样对胃和十二指肠疾病做出正确诊断的？

（1）准确了解病情的发生发展过程。

（2）做胃镜、B超、钡餐造影等检查。

（3）摘取胃和十二指肠的细胞或组织做病理分析。

22.胃和十二指肠障碍的最常见症状有哪些？

主要有：反酸、打嗝、恶心、呕吐、上腹部疼痛。

23.消化不良的一般症状有哪些？

主要有：腹胀、反酸、胃部不适、恶心、呕吐等。

24.造成消化不良的原因有哪些？

主要有：①胃液或胃酸分泌过多；②暴饮暴食；③吃饭过

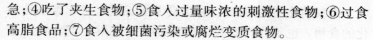

急;④吃了夹生食物;⑤食入过量味浓的刺激性食物;⑥过食高脂食品;⑦食入被细菌污染或腐烂变质食物。

25.如果老公出现消化不良症状,如何治疗?

(1)应暂停进食,实行"饥饿疗法"。禁食一餐或两餐酌情而定。禁食期间可根据口渴情况饮用淡盐开水,以及时补充水和盐,也可饮用糖＋盐水,因为糖可迅速吸收,不会增加胃肠负担。如无需完全禁食时,则减量进食,或只吃易消化的粥类加点开胃小菜,这样使胃肠感觉轻松舒适,消化不良易于矫正。少食刺激性食物、生冷食物以及咖啡、巧克力、土豆、红薯和酸性食物。少食多餐,忌烟戒酒。

(2)适当使用助消化药物,一般应在专科医生指导下应用。如果是非处方药品,可以根据药品说明书使用。一般常用的药物有吗叮啉,系胃动力药,能加强食物从胃排空,减轻胃胀;米曲菌胰酶片,可补充消化酶,促进食物分解,增强营养吸收;乳酸菌素片,能在肠道形成保护层,阻止病原菌及病毒的侵袭,还能促进胃液分泌,增强消化功能。其他助消化的中药如神曲、木香、山楂、麦芽、谷芽、陈皮等可酌情使用(水剂煎服)。

(3)较轻微的消化不良,或仅仅是一时性过饱,可采用饭后散步、腹部轻柔按摩、1～2小时后参加体育运动或体力劳动,增强身体热量的消耗,尽快消除消化不良现象。

(4)保持心情舒畅,在闲暇之余与人聊聊天,也会减轻疲劳,减轻消化不良引起的精神压力。聊天可以解除一时的不愉快,摆脱激动、愤怒、忧郁、疑虑等情绪;还可以提高患者战胜疾病的信心,可以有益于胃的消化吸收,还可以促进思维,锻炼脑力。

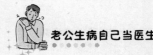

出现消化不良症状后,忌进食荤腥、油腻、海味等不易消化的食物。也不宜再吃较多的甜品或冰淇淋一类食物。必须以清淡食物为主,维持1~2天即可使胃肠道得以清除消化不良的食物残渣,从而使消化机能康复。

26. 中医如何认识治疗消化不良?

功能性消化不良属中医的"脘痞"、"胃痛"、"嘈杂"等范畴。其病在胃,涉及肝脾,病机主要为脾胃虚弱、气机不利、胃失和降。正常生理情况下脾主运化,胃主受纳,脾主升而胃主降,脾喜燥而恶湿,胃喜湿而恶燥,脾胃在五行中属土,脾为阴土,胃为阳土,肝主疏泄、性喜条达,在五行属木,长期情志失调,抑郁不舒,使肝气郁结,疏泄失司,肝木克脾土,脾胃失和;暴饮暴食,过食生冷,食谷不化,痰湿困阻,脾气不升,胃气不降;脾胃素虚或劳倦伤脾,脾胃气虚,中焦不运,水谷不化,聚成痰湿,进而使中焦气机升降失常;脾胃虚弱,健运失司,水反为湿,谷反为滞,湿滞久郁化热,寒热互结胃脘。以上原因终致胃肠功能紊乱,上则胸闷哽咽,中则胃脘胀痛,下则大便秘结;胃气不降反升,则嗳气反酸,呕吐烧心等;脾气不升反降,则中气下陷,出现胃脘坠胀,纳呆早饱,大便自利不禁。所以在治疗功能性消化不良时,注意健脾和胃,疏肝理气,使脾气得升,胃气得降,肝气得舒,病则得治。

(1)肝气犯胃型。由于当今社会竞争激烈,生活节奏加快,工作学习压力加大,精神紧张,情志抑郁,易致肝气郁结,横逆犯胃,脾胃受伤,受纳和运化水谷功能障碍,导致胃肠功能紊乱。

症见:胃脘胀痛,脘痛连胁,胸脘痞满,纳呆嗳气,喜叹息,烦躁易怒,或焦虑不寐,随情志因素而变化,舌苔薄白,脉弦。

治法:宜疏肝理气,化滞消痞。

方药:柴胡疏肝散、半夏厚朴汤等加减。

(2)饮食停滞型。由于人民生活水平的提高,人们往往易暴饮暴食,嗜食肥甘厚腻,损伤脾胃,中焦气机阻塞,健运失司,腐熟无权。

症见:脘腹胀满,嗳腐吞酸,纳呆恶心,或呕吐不消化食物,舌苔厚腻,脉滑。

治法:宜消食导滞和胃降逆。

方药:选保和丸加减。

(3)脾胃虚弱痰湿停滞型。素体脾胃虚弱,或由于各种原因日久损伤脾胃致脾胃虚弱,纳运无力,痰湿滞留中焦,脾气不升,胃气不降,气机逆乱。

症见:胃脘痞满,餐后早饱,嗳气,不思饮食,口淡无味,四肢乏力沉重,常多自利,舌苔白腻,脉沉濡缓。

治法:宜健脾益气,和胃化湿。

方药:二陈汤合平胃散加减。

(4)寒热互结、气不升降型。由于误用下剂,损伤中阳,外邪乘机而入,或湿滞日久化热,寒热互结,气不升降。

症见:胃脘痞满不痛,灼热嘈杂吞酸,口苦,肠鸣泄泻,舌苔薄黄而腻,脉弦数。

治法:宜辛开苦降,和胃消痞。

方药:半夏泻心汤加减。

27. 胃的障碍是指哪些症状?

主要指恶心、呕吐、上腹部痉挛、食欲不振等。往往在吃了腐烂变质或不易消化的食物后1~2小时内出现。

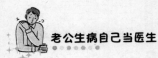

28.有时有胃障碍表现时,老公会用自我催吐的方法,可取吗?

如果没有觉得痛苦就可以实施。因为在胃出现障碍时将胃排空,在许多时候都不失为一个好方法。

29.老公习惯在吃饭时喝水、汤,是否为不良习惯?

不是。这样做可以起到一定帮助消化的作用。

30.炎热季节里是否最好吃一些清淡食物?

为了不给胃增加过多负担,清淡食物是必需的,但也并非一味清淡,饮食营养及搭配仍要合理。

31.老公患有慢性胃炎,是如何引起的?

(1)患急性胃炎后,胃黏膜病变持久不愈或反复发作,均可形成慢性胃炎。

(2)长期服用对胃黏膜有强烈刺激的饮食及药物,如浓茶、烈酒、辛辣或水杨酸盐类药物,或食时不充分咀嚼,粗糙食物反复损伤胃黏膜或过度吸烟使菸草酸直接作用于胃黏膜所致。

(3)研究发现慢性胃炎患者因幽门括约肌功能失调,常引起胆汁返流,可能是一个重要的致病因素。胰液中的磷脂与胆汁和胰消化酶一起,能溶解黏液,并破坏胃黏膜屏障,促使胃蛋白酶反弥散入黏膜,进一步引起损伤,由此引起的慢性胃炎主要在胃窦部。胃-空肠吻合术患者因胆汁返流而致胃炎者十分常见。消化性溃疡患者几乎均伴有慢性胃窦炎,可能与幽门括约肌功能失调有关。烟草中的尼古丁能使幽门括约肌松弛,故长期吸烟者可助长胆汁返流而造成胃窦炎。

(4)免疫功能的改变在慢性胃炎的发病上已普遍受到重

视,萎缩性胃炎中特别是胃体胃炎患者的血液、胃液或在萎缩性黏膜内可找到壁细胞抗体;胃萎缩伴恶性贫血患者血液中发现有内因子抗体,说明自身免疫反应可能是某些慢性胃炎的有关病因。但胃炎的发病过程中是否有免疫因素参与,尚无定论。

32. 应如何治疗慢性胃炎?

大部分浅表性胃炎可逆转,少部分可转为萎缩性。萎缩胃炎随年龄逐渐加重,但轻症亦可逆转。因此,对慢性胃炎治疗应及早开始,对萎缩性胃炎也应坚持治疗。

(1)消除病因。祛除各种可能致病的因素,如避免进食对胃黏膜有强刺激的饮食及药品,戒烟忌酒。注意饮食卫生,防止暴饮暴食。积极治疗口、鼻、咽部的慢性疾患。加强锻炼提高身体素质。

(2)药物治疗。疼痛发作时可用阿托品、普鲁本辛、颠茄合剂、哌吡氮平等。胃酸增高如疣状胃炎可用甲氰咪胍、雷尼替丁、氢氧化铝胺等。乙氧连氮是一种局部麻醉药,能抑制胃窦部释放胃泌素,降低胃酸。胃酸缺乏或无酸者可给予1%稀盐酸或胃蛋白酶合剂,伴有消化不良者可加用胰酶片、多酶片等助消化药。胃黏膜活检发现幽门螺杆菌者加服抗菌素,如链霉素、四环素、土霉素、庆大霉素、痢特灵、卡那霉素、新霉素等。胆汁返流明显者可用胃复安和吗叮啉以增强胃窦部蠕动,减少胆汁反流。消胆胺、硫糖铝可与胆汁酸结合、减轻症状。缺铁性贫血患者可口服硫酸亚铁或肌内注射右旋糖酐铁。

(3)手术治疗:慢性萎缩性胃炎伴重度异型增生在目前多认为系癌前病变,有人主张应考虑手术治疗。

33. 如果老公患了慢性胃炎,日常生活中应该如何进行调养?

(1)积极治疗口咽部感染灶,勿将痰液、鼻涕等带菌分泌物吞咽入胃导致慢性胃炎。

(2)保持精神愉快。精神抑郁或过度紧张和疲劳,容易造成幽门括约肌功能紊乱使胆汁返流而发生慢性胃炎。

(3)慎用、忌用对胃黏膜有损伤的药物,如阿司匹林、水杨酸类、保泰松、消炎痛、激素、红霉素、四环素、磺胺类、利血平等。此类药物长期滥用会使胃黏膜受到损伤,从而引起慢性胃炎及溃疡。

(4)应戒烟忌酒。烟草中的有害成分能促使胃酸分泌增加,对胃黏膜产生有害的刺激作用,过量吸烟会引起胆汁返流。过量饮酒或长期饮用烈性酒能使胃黏膜充血、水肿,甚至糜烂,慢性胃炎发生率明显增高。

(5)不能吃过辣、过冷、过甜、过于油腻的食物,要饮食有规律,不能吃得过多,注意食量。饮食时要细嚼慢咽,使食物充分与唾液混合,有利于消化和减少胃部的刺激。饮食宜按时定量、营养丰富、含维生素多的食物。忌服浓茶、浓咖啡等有刺激性的饮料。

34. 急性胃炎是怎么引起的?

(1)物理因素。过冷、过热的食物和饮料,浓茶、咖啡、烈酒、刺激性调味品、过于粗糙的食物、药物(特别是非甾体类消炎药如阿司匹林、吲哚美辛等),均可刺激胃黏膜,破坏黏膜屏障。

(2)化学因素。阿司匹林等药物还能干扰胃黏膜上皮细胞合成硫糖蛋白,使胃内黏液减少,脂蛋白膜的保护作用削弱,引起胃腔内氢离子逆扩散,导致黏膜固有层肥大细胞释放组胺,血管能透性增加,以致胃黏膜充血、水肿、糜烂和出血等,前列腺素合成受抑制,胃黏膜的修复亦受到影响。

(3)生物因素:细菌及其毒素。常见致病菌为沙门菌、嗜盐菌、致病性大肠杆菌等,常见毒素为金黄色葡萄球菌或毒素杆菌毒素,尤其是前者较为常见。进食细菌或毒素污染的食物数小时后即可发生胃炎或同时合并肠炎此即急性胃肠炎。葡萄球菌及其毒素摄入后发病更快。近年因病毒感染而引起本病者也在少数。

(4)精神、神经因素:精神、神经功能失调,各种急重症的危急状态,以及机体的变态反应均可引起胃黏膜的急性炎症损害。

(5)胃内异物或胃石、胃区放射治疗均可作为外源性刺激,导致本病。情绪波动、应激状态及体内各种因素引起的变态反应可作为内源性刺激而致病。

35. 急性胃炎有哪些症状?

急性胃炎一般在暴饮暴食或食用了污染食物、服了对胃有刺激的药后数小时至 24 小时发病。主要症状表现为:

(1)上腹痛正中偏左或脐周压痛,呈阵发性加重或持续性钝痛,伴腹部饱胀、不适。少数病人出现剧痛。

(2)恶心、呕吐,呕吐物为未消化的食物,吐后感觉舒服,也有的病人直至呕吐出黄色胆汁或胃酸。

(3)伴发肠炎者出现腹泻,随胃部症状好转而停止,可为稀便或水样便。

(4)由于反复呕吐和腹泻,失水过多而引起脱水,可见皮肤弹性差,眼球下陷,口渴,尿少等症状,严重者血压下降,四

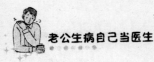

肢发凉。

（5）少数病人呕吐物中带血丝或呈咖啡色，大便发黑或大便潜血试验阳性。这说明胃黏膜有出血情况。

36. 如果老公患了急性胃炎，应当如何治疗？

急性胃炎发病急骤，发病后，最好马上到医院就医，由专科医生进行处理治疗。一般来说，虽然急性胃炎发病急，症状明显，但其病因简单，治疗起来不复杂，只要按下列措施进行救护，很快恢复正常。

（1）去除病因，卧床休息，停止一切对胃有刺激的饮食和药物。酌情短期禁食（1～2餐），然后给予易消化、清淡、少渣的流质饮食，利于胃的休息和损伤后的愈合。

（2）鼓励饮水，由于呕吐腹泻失水过多，病人在尽可能的情况下多饮水，补充丢失水分。以糖盐水为好（白开水中加少量糖和盐而成）。不要饮含糖多的饮料，以免产酸过多加重腹痛。呕吐频繁的病人可在一次呕吐完毕后少量饮水（50毫升左右）。

（3）止痛。应用颠茄片、阿托品、山莨菪碱等药均可。还可局部热敷腹部止痛（有胃出血者不能使用）。

（4）伴腹泻、发烧者可适当应用黄连素、氟哌酸等抗菌药物。病情较轻者一般不用，以免加重对胃的刺激。

（5）呕吐腹泻严重，脱水明显，应及时送医院静脉输液治疗，一般1～2天内很快恢复。

（6）预防为主，节制饮酒，勿暴饮暴食，慎用或不用易损伤胃黏膜的药物。急性单纯性胃炎要及时治疗，愈后防止复发，以免转为慢性胃炎，迁延不愈。

37. 老公发生急性胃炎时，饮食上应注意些什么？

（1）急性发作时最好用清流质饮食，如米汤、杏仁茶、清汤、淡茶水、藕粉、薄面汤、去皮红枣汤,应以咸食为主,待病情缓解后,可逐步过渡到少渣半流食,尽量少用产气及含脂肪多的食物,如牛奶、豆奶、蔗糖等。

(2)严重呕吐腹泻,宜饮糖盐水,补充水分和钠盐。若因呕吐失水,以及电解质紊乱时,应静脉注射葡萄糖盐水等溶液。

(3)腹痛剧烈时,应禁食水,使胃肠充分休息,待腹痛减轻时,再酌情饮食,应禁用生冷、刺激食品,如醋、辣椒、葱姜蒜、花椒等,也不要用兴奋性食品如浓茶、咖啡、可可等,烹调时,以清淡为主,少用油脂或其他调料。

38. 十二指肠炎是什么原因引起的?

服食刺激性食物、药物(如阿司匹林)等,饮酒,放射线照射等均可引起此病。慢性浅表性胃炎、萎缩性胃炎病人多合并有十二指肠炎,提示本病可能与某些慢性胃炎病因相同。男女患此病比例约为 4:1,患者年龄以青壮年居多(占80%以上)。

39. 医生是如何判断十二指肠炎的?

观察病情,主要依靠内镜检查确诊。

(1)临床表现有消化不良症状,如上腹胀满不适、嗳气、泛酸及隐痛;有时可出现类消化性溃疡的症状,如节律性上腹疼痛,进食后可暂时缓解等;糜烂出血性十二指肠炎可出现黑便或呕血。

(2)胃酸分泌量可正常或增高;十二指肠引流液中脱落上皮细胞较多,有白细胞;X 线检查有球部激惹,降部一过性痉挛,皱襞粗大,可呈假息肉样;内镜检查、组织活检可确诊。

40. 如果老公患了十二指肠炎,应当如何治疗?

其治疗与消化性溃疡大致相同。

41. 中医如何认识治疗十二指肠炎?

(1)肝胃不和。

症见:胃脘胀痛,痛连胸胁,走窜不定,每因情志变化而增减,嗳气频频,呕吐反酸,善太息,或大便不畅,苔薄白,脉弦。

治法:疏肝和胃。

方药:柴胡疏肝散加减。

(2)肝胃郁热。

症见:胃脘疼痛,痛时急迫,烦躁易怒,泛酸嘈杂,口干苦,或呕血,其色鲜红,舌质红,苔黄,脉弦数。

治法:泄肝和胃。

方药:化肝煎加减。

(3)湿热中阻。

症见:胃脘疼痛,胀满嘈杂,泛酸,口干而苦,口渴而不欲饮,尿黄便秘,舌苔黄腻,脉滑数。

治法:清化湿热、理气和胃。

方药:芩连温胆汤加减。

(4)脾胃虚寒。

症见:胃脘隐痛,喜温喜按,泛吐清水,神疲乏力,四肢不温,食欲不振,大便溏薄,面色苍白,或见呕吐、便血,血色紫暗。舌质淡胖嫩或边有齿痕,苔白,脉虚弱或沉细无力。

治法:温中健脾。

方药:黄芪健中汤加减。

(5)胃阴不足。

症见:胃部隐隐灼痛,烦渴思饮,咽干,食欲不振,大便干涩。舌质红,苔剥脱或干而少津,脉细或弦细而数。

治法：养阴益胃。

方药：益胃汤加减。

（6）淤血阻络。

症见：胃脘刺痛或如刀割样，痛有定处而拒按，食后痛甚，甚或吐血、便血，舌质紫暗或边有淤斑，脉沉涩。

治法：化淤通络和胃。

方药：手拈散合失笑散加减。

（7）寒热错杂。

症见：脘腹痞满疼痛，灼热，恶心呕吐，肠鸣泄泻，干噫食臭，不思饮食，口干而苦，嗳气吞酸，舌质淡红，苔黄腻，脉弦数。

治法：和胃降逆，开结散痞。

方药：半夏泻心汤加减。

42. 什么是消化性溃疡？

消化性溃疡是指胃和十二指肠溃疡病，是一种全身性疾病。原本消化食物的胃酸（盐酸）和胃蛋白酶（酶的一种）却消化了自身的胃壁和十二指肠壁，从而损伤黏膜组织，这是引发消化性溃疡的主要原因。

胃溃疡好发于中老年人，十二指肠溃疡则以中青年人为主。男性患消化性溃疡的比例高于女性。

43. 消化性溃疡有哪些类型？

主要可分为：胃溃疡、十二指肠溃疡、食管溃疡。

44. 消化性溃疡是什么原因导致的？

主要由于胃和十二指肠局部黏膜的保护功能减退，不能抵抗胃酸的消化作用而引起的。神经体液调节功能紊乱与饮食不调、大量食入刺激性食物，吸烟，以及精神因素均可导

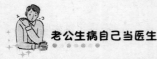

致消化性溃疡的发生。

45. 如何判断老公是否患了消化性溃疡?

患了消化性溃疡,最明显的特征与饮食有关。临床症状为慢性、周期性、节律性的上腹部不断发生空腹疼痛。胃溃疡引起的疼痛一般发生在进食后半小时到 1 小时,胃酸增多或正常;十二指肠溃疡引起的疼痛则多出现于饭后 3 ~ 4 小时,胃酸一般显著增多。尚可有唾液分泌增多、烧心、反胃、嗳酸、嗳气、恶心、呕吐等其他胃肠道症状。食欲多保持正常,但偶可因食后疼痛发作而惧食,以致体重减轻。全身症状可有失眠等神经官能症的表现,或有缓脉、多汗等植物神经系统不平衡的症状。

46. 要确诊老公所患是否消化性溃疡需要做哪些检查?

(1)X 线钡餐检查是重要方法之一。特别是钡气双重对比造影及十二指肠低张造影术的应用,进一步提高了诊断的准确性。

(2)内镜检查。对消化性溃疡可作出准确诊断及良性恶性溃疡的鉴别诊断。

(3)胃液分析。

(4)粪便隐血检查。溃疡活动期,粪隐血试验阳性,经积极治疗,多在 1 ~ 2 周内转阴。

47. 如果老公患了消化性溃疡,会对身体产生哪些危害?

患了溃疡,首先疼痛会让人产生不快。可引起的并发症有:①胃出口处的溃疡转为慢性后,将会形成瘢痕组织,使胃出口变得狭窄;②溃疡可能穿孔,引起腹膜炎;③溃疡有大出血倾向。且在临床上,往往因大量出血而致死亡。

48. 如果老公患了消化性溃疡,应该如何治疗?

根据溃疡的部位、大小、胃酸分泌量的高低,在病人全身情况好、溃疡较小、无恶性症状者,可行药物治疗。内科治疗效果良好,一般在 8 周内溃疡即可愈合,但是复发率较高,2 年内的复发率达 40%,其中 70% 在 1 年内复发。其治疗方法主要是药物治疗。对于低胃酸者主要选择黏膜保护剂,对于高胃酸者应选用胃酸分泌抑制剂。如果内科疗法无效,长时间不能治愈的溃疡则需要手术治疗。外科治疗的目的在以往主要是预防溃疡复发,现在已发展为根除此疾患,使病人能尽可能正常的生活并减少死亡率和复发率。

49. 老公患了消化性溃疡后,在日常生活中应当如何调理?

(1)起居有规律,尤其饮食更要有规律。

(2)常摄取牛奶等特殊饮食。

(3)忌食所有的刺激性食物,如浓茶、咖啡、加香辣调料的食物、酒等。

(4)戒烟。

50. 如果老公做了溃疡手术,术后在饮食上应当注意些什么?

(1)不能一次吃大量食物,注意少食多餐。

(2)术后几个月内少食或不食辛辣食物和酒类,直至一切溃疡症状完全消失为止。

也可适当进行食疗,如用豆浆 1 碗,加饴糖 15 克,煮沸后晨起空腹服,主治胃、十二指肠溃疡,或者每日饭前 1 个香蕉(以未成熟者为好),主治胃溃疡。

51. 溃疡术后多长时间做定期检查?

一般每隔 4~6 个月检查 1 次。

52. 是否所有的胃部肿瘤都是恶性肿瘤?

不是。胃黏膜上皮和肌肉壁的肿瘤不是恶性的,如黏膜息肉、脂肪瘤、肌肉瘤等。

53.对于胃部非恶性肿瘤如何治疗?

一般情况下,外科手术做局部切除或肿瘤切除就可治愈。

54.胃癌能治愈吗?

早期发现,及时正确治疗,手术根治,可以治愈。

55.哪个年龄段最易患胃癌?

一般 40~60 岁的中老年人最易罹患胃癌。男性多于女性。

56.胃癌可以预防吗?

这类疾病病因并不明确,并不能做到有效预防。但定期做健康检查,在胃肠有症状时应及时做 X 线检查和内镜检查,尽量做到早期发现,早期治疗。

57.如何诊断胃癌?

胃癌须与胃溃疡、胃内单纯性息肉、良性肿瘤、肉瘤、胃内慢性炎症相鉴别。有时尚需与胃皱襞肥厚、巨大皱襞症、胃黏膜脱垂症、幽门肌肥厚和严重胃底静脉曲张等相鉴别。鉴别诊断主要依靠 X 线钡餐造影、胃镜和活组织病理检查。

(1)实验室检查早期可疑胃癌,游离胃酸低度或缺,如红血球压积、血红蛋白、红细胞下降,大便潜血(+)。血红蛋白总数低,白/球倒置等。可见水电解质紊乱,酸碱平衡失调等化验异常。

(2)X 线钡餐造影表现气钡双重造影可清楚显示胃轮廓、蠕动情况、黏膜形态、排空时间,有无充盈缺损、龛影等。检查准确率近 80%。

(3)纤维内窥镜检查是诊断胃癌最直接准确有效的诊断

方法。

（4）B 超可了解周围实质性脏器有无转移。

（5）CT 检查可了解胃肿瘤侵犯情况，与周围脏器关系，有无切除可能。

58. 如果患了老公患了胃癌，如何治疗？

最好的办法就是迅速手术治疗。早期治疗，90% 以上可以治愈。

59. 胃癌患者在饮食上应注意些什么？

（1）忌烟、酒。

（2）忌辛辣刺激性食物，如葱、蒜、姜、花椒、辣椒、桂皮等。

（3）忌霉变、污染、坚硬、粗糙、多纤维、油腻、黏滞不易消化食物。

（4）忌煎、炸、烟熏、腌制、生拌食物。

（5）忌暴饮暴食，硬撑硬塞。

60. 什么是便秘？

一般情况下，常人每天正常排便一次。便秘是指排便次数明显减少，每 2~3 天或更长时间一次，无规律，粪质干硬，常伴有排便困难感的病理现象。有些正常人数天才排便一次，但无不适感，这种情况不属便秘。

61. 便秘通常有哪些类型？如果老公出现便秘，可以通过饮食来调理吗？

便秘通常有三种形式：①痉挛性便秘；②梗阻性便秘；③无力性便秘。通常便秘都可以通过饮食来调理，因为作为形成便秘的原因，食物是个非常关键的因素，所以治疗中，食物的作用也很关键。对于这三种便秘，也有各自不同的饮食原则。

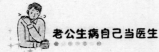

（1）痉挛性便秘。无粗纤维低渣饮食;适当增加脂肪,因脂肪酸促进肠蠕动,有利于排便;但不宜过多;应多饮水及饮料,可保持肠道粪便中水分,以利于通便,如早晨饮蜂蜜水等;进食洋粉制品,因洋粉在肠道吸收水分,使粪便软滑,有利排泄;禁食刺激食物如酒、浓茶、咖啡、辣椒、咖喱等。

（2）梗阻性便秘。饮食仅限于提供部分热能,并最低限度控制食物残渣,以胃肠外营养作为供给热能的主要方式。

（3）无力性便秘。含粗纤维饮食如粗粮、带皮水果、新鲜蔬菜等;多饮水及饮料,使肠道保持足够的水分,有利粪便排出;供给 B 族维生素如粗粮、酵母、豆类及其制品等。多食产气食物如洋葱、萝卜、蒜苗等。多食高脂肪食物如花生、芝麻、核桃及花生油、芝麻油、豆油等。

饮食禁忌:禁忌烟酒及辛辣食物等。

62. 中医如何认识治疗便秘的?

中医认为,便秘主要由燥热内结、气机郁滞、津血不足和脾肾虚寒所引起。

（1）热秘。

症见:大便干结,腹部胀满,面红身热,心烦口干或口舌生疮,小便短赤,舌质红苔黄或燥,脉滑实。

治法:清热润肠。

方药:麻子仁丸加减

（2）气滞秘。

症见:欲便不得,胁腹胀痛,嗳气频作,便少,舌苔薄白,脉弦。

治法:顺气行滞。

方药:六磨汤加减。

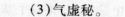

（3）气虚秘。

证见:大便不畅,临厕无力努挣,挣则汗出气短,便后疲乏,面色发白,舌淡苔薄白,脉弱。

治法:益气润肠。

方药:黄芪汤加减。

（4）血虚秘。

症见:大便干结,面色萎黄无华,头晕,心悸,舌淡,脉细。

治法:养血润燥。

方药:润肠丸。

（5）冷秘。

症见:大便秘结,难以排出,腹中冷痛,四肢不温,舌质淡苔白,脉沉涩。

治法:温通开秘。

方药:济川煎加减。

63. 日常生活中有哪些方法可以减轻或治疗便秘?

便秘的经历很多人都有过,虽然它看似一个小毛病,但给生活带来了不少烦恼。长期的便秘对于身体健康非常不利,可以引起很多疾病的发生,如痔疮、肛裂、结肠癌等,甚至可诱发心绞痛、心肌梗死、脑出血等。所以,我们应该在日常生活中加强便秘的预防和治疗。方法可以采用自我按摩与饮食疗法。

（1）自我按摩法。方法简单易行,长期坚持,效果很好。腹部按摩:①摩腹。仰卧于床上,用右手或双手叠加按于腹部,按顺时针做环形而有节律的抚摸,力量适度,动作流畅,3~5分钟。②按揉天枢穴。仰卧于床上,用中指指腹放在同侧的天枢穴上,中指适当用力,顺时针按揉1分钟。③掌揉中

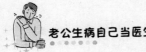

脘穴。仰卧于床上,左手的掌心紧贴于中脘穴上,将右手掌心重叠在左手背上,适当用力揉按1分钟。④推肋部。仰卧于床上,两手掌放在体侧,然后用掌根从上向下推两侧肋部,反复做1分钟。⑤按揉关元穴。仰卧于床上,用一手中指指腹放在关元穴上,适当用力按揉1分钟。⑥提拿腹肌。仰卧于床上,两手同时提拿捏腹部肌肉1分钟。

(2)饮食疗法。①蜂蜜甘蔗汁。蜂蜜、甘蔗汁各1杯,拌匀,每日早晚空腹饮。适用于热秘。②黄芪玉竹煲兔肉。黄芪、玉竹各30克,兔肉适量,加水煮熟,盐调味服食。适用于气虚便秘。③首乌红枣粥。何首乌30克,红枣10枚,冰糖适量,粳米60克。先将何首乌水煎取药汁,再与红枣、粳米共煮煮粥,粥成加入冰糖,溶化后服食。适用于血虚便秘。④芝麻核桃粉。黑芝麻、核桃仁各等份,炒熟,研成细末,装于瓶内。每日1次,每次30克,加蜂蜜适量,温水调服。适用于阳虚冷秘。

64.什么是肠炎?

肠炎是细菌、病毒、真菌和寄生虫等引起的胃肠炎、小肠炎和结肠炎。临床表现有恶心、呕吐、腹痛、腹泻、稀水便或黏液脓血便,部分病人可有发热及里急后重感觉,故亦称感染性腹泻。肠炎按病程长短不同,分为急性和慢性两类。慢性肠炎病程一般在两月以上。

65.如何诊断肠炎?

大便检查无病原体,诊断有困难时,可作X线和结肠镜检查。诊断时应当与慢性细菌性痢疾、慢性阿米巴痢疾、局限性肠炎、结肠癌等相鉴别。

66.如果老公患了肠炎,应当如何进行治疗?

(1)病原治疗,如细菌性肠炎,根据其细菌的药物敏感试

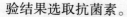

验结果选取抗菌素。

（2）补充液体及纠正电解质和酸中毒。轻度脱水而且呕吐不重者，可口服补液；脱水或呕吐较重者，可静脉补液。

（3）服用减少肠道蠕动和分泌性药物。可小量应用阿托品、颠茄、普鲁本辛以减轻肠道蠕动，可止痛及止泻。也可应用氯丙嗪，有镇静作用，并可抑制肠毒素引起的肠黏膜过度分泌，使大便次数及便量减少。

67. 肠炎可以预防吗？哪些方法可以预防肠炎的发生？

肠炎多因食入不洁东西所引起，故预防最要紧的是食物的清洁及保存安全。如果老公发生了肠炎，应将其做简单隔离，其大便、呕吐物等排泄物的用具要消毒，排泄物要小心处理，以免传染给家中孩子。

（1）注意家中卫生，保持家中清洁；装纱窗；消灭苍蝇、蟑螂，以及环境清洁。

（2）避免吃生冷不洁东西。

（3）食器注意安全及清洁，最好定期消毒。

（4）隔离病人及小心处理其排泄物。

（5）讲究个人卫生并做好家中成员的卫生教育。

68. 老公患了慢性肠炎，生活上如何进行调养？

（1）休息。休息对病人康复有很大的好处，特别对活动期病人要强调充分休息，因为安静、舒适的休息环境可使病人减少精神和体力负担，尤其睡前要精神放松，保证睡眠效果，必要时要服用镇静剂。病人可在病情好转后逐渐增加活动量，但一般应减免重体力活动。

（2）饮食和营养。由于腹泻便血，长期进食过少和营养吸收不良等因素，患者可能有缺铁、叶酸缺乏或贫血，应给予适量补充。一般可经口服或注射补充,运用益气健脾、养血补肾中药也可达增加体质和补充营养的目的,但不要滥补,要辨证用药。长期腹泻者,要补充钙、镁、锌等微量元素。

(3)在补充营养的同时也要注意有些食物对消化系统带来的损害。①注意饮食卫生;②忌吃油腻食物;③忌吃牛奶、羊奶和大量的蔗糖;④忌生吃大蒜;⑤忌盲目使用止泻药;⑥忌吃高纤维的食物。

(4)纠正水电解质平衡紊乱。重度患者由于大量腹泻、发热,容易有脱水,水盐代谢紊乱和低钾的症状出现,尤其是用大量激素治疗时,尿钾排除增加,更容易导致低血钾,而低血钾可诱发中毒性肠扩张。因此,患者要在医生指导下用药,更要注意药后反应。

(5)注意肛门周围皮肤的护理。保护肛门及其周围的干燥,便纸要柔软,擦拭动作宜轻柔,以减少机械性刺激。便后用碱性肥皂与温水冲洗肛门及周围皮肤,减少酸性排泄物、消化酶与皮肤接触从而减少局部的刺激和不适,必要时涂抗生素软膏以保护皮肤的完整。

十五、肛门直肠疾病

1. 大便中带血表示什么？

（1）可能在便秘时，排便使肛门过于紧张。

（2）肛门有痔或其他疾病。

（3）有急性或慢性肠炎。

（4）有良性肿瘤，如息肉等。

（5）有直肠癌、结肠癌。

2. 患直肠肛门病的人很多吗？

是的，近1/3 的成人有痔、肛裂、肛瘘等肛门直肠病病史。

3. 什么是痔疮？形成痔疮的原因是什么？

痔疮包括内痔、外痔、混合痔，是肛门直肠底部及肛门黏膜的静脉丛发生曲张而形成的一个或多个柔软的静脉团的一种慢性疾病。多见于经常站立者和久坐者。痔疮是肛门疾病中常见的疾病，约占肛门直肠疾病的87%。

痔疮形成的原因很多，主要有以下因素。

（1）解剖学原因。人在站立或坐位时，肛门直肠位于下部，由于重力和脏器的压迫，静脉向上回流受到障碍。直肠静脉及其分支缺乏静脉瓣，血液不易回流，容易淤积。其血管排列特殊，在不同高度穿过肌层，容易受粪块压迫，影响血液回流。静脉又经过黏膜下层的疏松组织，周围缺乏支架固定，容易扩张屈曲。

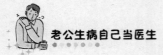

（2）遗传关系。静脉壁先天性薄弱，抗力减低，不能耐受血管内压力，因而逐渐扩张。

（3）职业关系。人久站或久坐，长期负重运行，影响静脉回流，使盆腔内血流缓慢和腹内脏器充血，引起肛门静脉过度充盈，静脉壁张力下降，血管容易淤血扩张。又因运动不足，肠蠕动减少，粪便下行迟缓，或习惯性便秘，可以压迫和刺激静脉，使局部充血和血液回流障碍，引起肛门静脉内压力升高，静脉壁抵抗力降低。

（4）局部刺激和饮食不节。肛门部受冷或受热、便秘、腹泻、过量饮酒和多吃辛辣食物，都可刺激肛门和直肠，使肛门静脉丛充血，影响静脉血液回流，以致静脉壁抵抗力下降。

（5）肛门静脉压力增高。因肝硬变、肝充血和心脏功能代偿不全等，均可使肛门静脉充血，压力增高，影响直肠静脉血液回流。

（6）腹内压力增加。因腹内肿瘤、子宫肿瘤、卵巢肿瘤、前列腺肥大、妊娠、饮食过饱或蹲厕过久等，都可使腹内压增加，妨碍静脉的血液回流。

（7）肛门部感染。肛门静脉丛先因急、慢性感染发炎，静脉壁弹性组织逐渐纤维化而变弱，抵抗力不足，而致扩大曲张，加上其他原因，使静脉曲张逐渐加重，生成痔块。

4. 如何判断老公是否患了痔疮？

（1）便时出血，特点是无痛，血色鲜红，便时出现。出血量一般不大，但有时也可较大量出血。便后出血自行停止。便秘粪便干硬、饮酒及进食刺激性食物等是出血的诱因。

（2）痔块脱出。痔发展到一定程度即能脱出肛门外，痔块由小变大，由可以自行回复变为须用手推回肛门内。

（3）肛门沉重、疼痛，常与排便不尽感觉同时存在。痔块脱出嵌顿，出现水肿、感染时，局部疼痛剧烈。

（4）肛门周围痛痒，甚至皮肤湿疹，极为难受。

如果老公出现以上所述的某些症状，就要考虑是不是得了痔疮，应及时到医院检查确诊。

5. 如果老公患了痔疮，如何进行治疗？

患了痔疮，除了使用栓剂外，还需要使用润肠、消炎等内服药物。内痔可以行内痔注射疗法或外科手术治疗，外痔可行外科手术摘除法。具体治疗方案，应当咨询专业医生后由医生拟定，并在医生指导下或由医生亲自施行。

6. 老公认为"十人九痔，无需去治"，正确吗？

当然不正确。如果是没有表现出症状的痔疮，可以暂时不加治疗。而一旦有了出血、脱出、疼痛等症状，却拖延不治，只能加重自身痛苦，也给健康造成危害，甚至出现贫血、局部坏死、感染等严重后果。所以，患了痔疮后，一定要及时就医，由专业医生来确定痔疮程度和治疗方案。

7. 痔疮可以预防吗？如何预防？

痔疮是可以预防的。预防痔疮的发生，主要有以下几个方面：

（1）每次排便超过 3 分钟的，应逐步控制在 3 分钟以内（若能控制在 1 分钟以内，一、二期痔疮可自行康复）。

（2）司机、孕妇和坐班人员在每天上午和下午各做 10 次提肛动作。

（3）习惯性大便干燥者，在每天晚饭后（隔 1 小时）生吃白菜心 150～250 克。

（4）便后不能及时洗浴的，蹲厕起身前，可用较柔软的多层(2厘米×4厘米)卫生纸夹在肛门处(半小时后取出即可)。这样,在走路运动时,能使直肠静脉迅速活跃还原,正常回流。

8. 如果已经患有痔疮,日常生活中可以怎样做来减轻症状,避免其严重化?

(1)忌饮酒。饮酒会导致痔静脉充血、扩张,痔核肿胀。

(2)忌食辛辣。痔疮患者如果嗜食刺激性强的辛辣食物,如辣椒、大蒜、生姜等,会促使痔疮充血,从而加剧疼痛。

(3)忌暴饮暴食。进食过饱,会加大痔疮的发病程度。

(3)忌久坐不运动,会使腰、臀部的血液循环受到障碍,从而加重痔疮的病情。

(4)忌紧束腰。过紧束缚腰部,会妨碍腹腔及肛门的血液回流,影响肠的正常蠕动,给排便带来痛苦。

(5)忌忍便。粪便在肠道里滞留的时间长了,水分被过多吸收便会干硬,造成患者排便困难、腹压增加、痔裂出血。

(6)忌讳疾忌医。痔疮患者不能因为部位特殊而不好意思就医,或者认为是小毛病而不予重视,导致病情严重给尽快治愈带来难度。

9. 中医如何认识治疗痔疮?

中医认为,痔与峙同义,即高突的意思。在中医古籍中,有大量关于痔的描述。如《医学纲目》中说:"肠澼为痔,如大泽之中有小山突出为痔(峙),入于九窍中,凡有小肉突出皆曰痔。"《奇效良方·肠澼痔漏门》中还说:"痔于肛门生窟,或在外面或在内,有似鼠乳者,有似樱桃者,其形不一;其病有痛有痒,有硬有软,……有肿痛便难者,有随大便下清血不止者,有穿窍血出如线者。"认为痔疮多因饮食不节,易生湿积热,湿热下注肛门,使肛门充血灼痛,引发痔疮;或劳累过度,久坐则血脉不行,久行则气血纵横,淤血流注肛门而生痔疾;亦或是便秘,久忍大便,大肠积热,引发痔疮,中医对痔疮分型有以下几种:

(1)血热肠燥型。

症见:口渴喜饮,唇燥咽干,大便秘结,小便短赤,便血较多,滴下或喷射而出,色鲜红,或挟淤块,肛门焮红灼热肿痛,舌红苔黄,脉弦数。

治法:清热润燥。

方药:槐花散或凉血地黄汤加减。

(2)中气下陷型

症见:肛门坠胀难受,痔出难收,便血色淡质稀,面色少华者。

治法:补气升陷。

方药:补中益气汤加减。

可配合使用苦参汤外洗,或以玉红膏、黄连膏外用,疗效会更佳。

10.什么是肛裂?

肛裂是肛管皮肤层裂开后形成的小溃疡或裂伤。其方向与肛管纵轴平行,长0.5~1.0厘米,呈梭形或椭圆形,常引起剧痛,愈合困难。而肛管表面裂伤不能视为肛裂,因很快自愈,且常无症状。肛裂是一种常见的肛管疾患,也是中青年人产生肛管处剧痛的常见原因。肛裂最多见于中年人,但也可发生于老人及小儿,一般男性略多于女性。

11.肛裂的症状有哪些?

其典型症状是疼痛、便秘、出血。排便时干硬粪便直接挤擦溃疡面和撑开裂口,造成剧烈疼痛,粪便排出后疼痛短

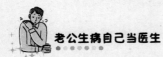

暂缓解,经数分钟后由于括约肌反射性痉挛,引起较长时间的强烈疼痛,有的需用止痛剂方可缓解。因此肛裂患者恐惧排便,使便秘更加重,形成恶性循环。创面裂开可有少量出血,在粪便表面或便后滴血。

12. 如果老公出现肛裂,如何治疗?

新鲜肛裂,经非手术治疗可达愈合,如局部热水坐浴,便后用1:5 000 高锰酸钾溶液坐浴,可促使肛门括约肌松弛;溃疡面涂抹消炎止痛软膏(含地卡因、黄连素、灭滴灵等),促使溃疡愈合;口服缓泻剂,使大便松软、润滑;疼痛剧烈者可用普鲁卡因局部封闭或保留灌肠,使括约肌松弛。

若为陈旧性肛裂,在经上述治疗无效后,可采用手术切除溃疡连同皮赘,还可切断部分外括约肌纤维,可减少术后括约肌痉挛,有利愈合,创面不予缝合,术后保持排便通畅,热水坐浴和伤口换药,直至完全愈合。近年来采用液氮冷冻肛裂切除术,获得满意疗效,具有术后痛苦小,创面不出血,不发生肛门失禁等优点。

13. 肛裂可以预防吗? 如何预防?

肛裂是可以预防的。其方法主要在于保持大便软化,按时有规律排便,无久蹲强挣的不良习惯。这是预防肛裂的根本办法。软化大便最主要的方法是利用粗纤维饮食或润肠药物。良好的饮食习惯,饮食中注重精细搭配,配合良好的排便习惯,完全可以预防肛裂的发生。

14. 中医如何认识治疗肛裂的?

中医认为肛裂的形成,主要由于燥火郁结于肠道;湿热下注,蕴结于肛;血虚肠燥,结而化火所致。对肛裂的治疗,中医不仅在外科技术方面有许多独创,而且在药物治疗方面

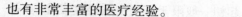

也有非常丰富的医疗经验。

（1）燥火便结。

症见：大便坚硬燥结，排便时肛门剧烈疼痛，便后略有缓解，尔后可持续疼痛数小时，甚则整日疼痛不减，便时鲜血随之而下，多呈点滴状，常因大便燥结痛苦，而不敢正常进食，伴有心烦意乱，口苦咽干，舌苔黄燥，脉数。

治法：清热泻火，润肠通便。

方药：栀子金花丸加减。外用祛毒汤熏洗，敷生肌玉红膏于伤口。

（2）湿热蕴结。

症见：便时腹痛不适，排便不爽，肛门坠胀，时有黏液鲜血，或可带有脓血，苔黄厚腻。

治法：清化湿热，润肠通便。

方药：黄连汤加减。外用四黄膏敷肛裂处。或回肛散。

（3）血虚肠燥。

症见：便时肛门疼痛，流血，大便秘结，皮肤干涩，口干舌燥，心烦失眠，午后潮热，舌红少苔，脉细数。

治法：凉血养血，润燥通便。

方药：麻仁润肠丸或济川煎加减。

15. 肛门瘙痒症是怎样引起的？有哪些症状？

肛管、肛门周围皮肤及会阴部发痒的症状叫肛门瘙痒症，这是一种常见的肛门疾病。主要由于肛周皮肤潮湿过敏，常为大便所污染；或由刺激性洗剂或衣物引起肛周皮肤的变态反应；也可由痔疮、肛裂、结肠炎等肛门直肠疾病，引起瘙痒；情绪的不稳定等原因所引起。它不同于身体其他部位的瘙痒，其特点是瘙痒剧烈，病程持续时间长。多见于

20～40岁的青中年。起初一般限于肛周皮肤轻度发痒,如长期不愈,瘙痒有的会蔓延至阴囊或阴唇,尤其是在会阴部前后发痒最厉害。瘙痒在夜间更甚,潮湿环境加剧,有时如虫爬蚁走,有时如蚊咬火烤,令人不能入睡,坐卧不安,无法忍受。于是就狠抓皮肤,暂时止痒,皮肤抓破可出血、糜烂、刺痛,使痒痛加重,更为难受。病人苦恼万分,久之会引起神经衰弱,精神萎靡,食不知味,夜不成眠。

16.如果老公发生肛周瘙痒症,如何治疗?

如果瘙痒伴过敏症状或与肛门疾病有关的症状要及时消除病因;使用肥皂要避免刺激性;保持肛门的清洁和干燥;可使用缓解症状的外用药物,如可止痒的软膏等;瘙痒严重影响睡眠者,可在睡前服用赛庚啶起止痒作用以保证睡眠。

17.直肠癌是常见病吗?导致直肠癌的原因是什么?可以预防吗?

直肠癌是全身肿瘤中常见的肿瘤。发病率仅次于胃癌和肺癌,居第三位。导致直肠癌的原因多数认为与食物或遗传有关。经过各方面的研究,证明酸性食品的摄入是癌症的元凶,癌症是酸性体质的代表。近年来,人们在食物方面,肉类、蛋白质、脂肪的摄取量提高很多,大肠直肠癌有明显增加的趋势,三十几岁就得到肠癌的病人也不少。

预防方面,除了保持良好饮食习惯及起居规律外,更要注意定期做肠镜检查,发现有可能癌变的良性肿瘤时应及时摘除,便能够预防癌变的产生。

18.如果老公患了直肠癌,会出现哪些主要症状?能治愈吗?

直肠癌最显著的症状是血便。临床还会出现排便习惯改变、脓血便、里急后重、便秘、腹泻等。通过早期发现,及时做外科手术切除治疗,能够治愈。

19. 直肠癌患者在饮食应注意些什么?

肠癌患者的饮食要多样化,不偏食,不挑食,不要长期食用高脂肪高蛋白的饮食,常吃富含维生素的新鲜蔬菜及防癌食品,如西红柿、十字花科蔬菜(芹菜、芫荽、甘蓝、芥菜、萝卜等)、大豆制品、柑橘类水果、麦芽及麦片、葱、蒜、姜、酸奶等。

直肠癌患者应遵循以下膳食原则:

(1)结肠、直肠癌病人多有反复发作、迁延不愈的腹泻,消化能力弱,故应予以易于消化吸收的食物。

(2)结肠、直肠癌病人多有便中带血,晚期病人常大量便血,故应少服或不服刺激性和辛辣的食物。

(3)病人久泻或晚期病人长期发热、出汗、损伤津液,故宜多饮水或汤液,主食以粥、面条等半流质饮食为主。

(4)病人多有食欲不振、恶心,甚至呕吐等症状,故宜摄取清淡饮食,切忌油腻。

(5)结肠、直肠癌晚期病人久泻、便血、发热,大量营养物质和水分丢失,身体消瘦,体重减轻,气血两亏,宜服富有营养的滋补流汁药膳。

20. 做了直肠癌手术后,可以像普通人一样生活吗?

完全可以。在切除直肠后,可做人造肛门。只要养成每日定时排便习惯,注意人造肛门的情况,什么活动都可以参加。如果离家外出期间,可使用人工肛门袋,用肛袋前应先以清水将周围皮肤洗净,肛袋松紧适宜,随时清洗,即可避免感染和减少臭气。

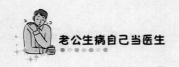

十六、肝胆疾病

1. 肝在人体有什么重要作用？人没有肝脏能生存吗？

肝是位于横隔和肋骨之下的人体最大的实质性器官，分左右两叶，右叶比左叶约大3倍，是人体"巨型化工厂"，其作用主要有：

(1)制造并贮藏血清蛋白和一部分球蛋白。

(2)贮藏糖分，调节血糖量。

(3)中和体内的有毒和有害物质。

(4)利用并贮藏脂肪。

(5)制造凝血因子。

(6)制造胆汁。

(7)生产并贮存造血物质。

基于以上重要功能，所以肝是人体生存不可或缺的器官，人没有肝脏是绝对不能生存的。

2. 肝功能异常是哪些原因所导致？

主要原因有：①肝脏发炎；②肝感染寄生虫，如血吸虫、华枝睾吸虫，或阿米巴、钩端螺旋体、细菌、病毒感染等；③肝的癌变；④因毒物或服用了伤肝的药物；⑤影响胆汁流出的慢性胆道梗阻；⑥重度营养不良；⑦供给肝脏的血行障碍；⑧类淀粉样蛋白等异常物质在肝脏广泛沉着；⑨肝的代谢功能障碍；⑩肝硬变，即由纤维组织代替了肝的组织。

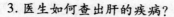

3. 医生如何查出肝的疾病？

首先需详细了解病人的生活史，做详细体检，进行血、尿、便的实验室检查，以及 B 超、CT 等检查。

4. 如果老公发生了黄疸，是否说明肝脏一定有病变？

不一定。黄疸的发生有时可能是由于血液本身的疾病造成红血球损失过多而引起；此外，胆囊或胆道、胰脏以及其他与肝脏相邻的脏器有病，包括胆汁流出受阻、胆汁色素进入血液也会引起黄疸，后者称之为阻塞性黄疸。黄疸一旦出现，必须立即就医，请医生诊断具体原因并做治疗。

5. 老公患有胆结石，这会成为肝病的原因吗？

会的。因为胆石会阻塞胆道，妨碍胆汁进入肠道。于是胆汁反流，使肝细胞肝功能受到严重损害。这样的状态持续下去，就会成为肝硬化的原因。

6. 什么是肝硬化？

肝硬化是一种慢性肝病，由一种或多种病因长期损害肝脏引起，肝脏呈进行性、弥漫性、纤维性病变。临床以肝功能受损与门脉高压为主要表现。晚期常出现上消化道出血、肝性脑病等并发症。

7. 导致肝硬化的原因有哪些？

（1）病毒性肝炎。在我国病毒性肝炎（尤其是乙型和丙型）是引起肝硬化的主要原因，其中大部分发展为门脉性肝硬化。

（2）慢性酒精中毒。在欧美国家因酒精性肝病引起的肝硬化可占总数的 60%～70%。

（3）营养不良。严重营养不良会导致肝脏经过脂肪肝发展为肝硬化。

（4）毒物中毒。某些化学毒物如砷、四氯化碳、黄磷等对肝长期作用可引起肝硬化。

一般来说，任何一种肝病，如果没有得到及时有效的治疗，最终都可能引起肝硬化。

8. 肝硬化有什么症状？

肝的损害程度和贮备能力不同，症状也不尽相同。许多人若干年内没有症状。随着肝功能的恶化，会出现食欲不振、恶心、呕吐、体重减轻等症状。有时伴有腹部不适、上腹胀满、消化不良。病情若继续发展下去，则会出现精力减退、身体衰退、肝功能障碍。肝硬化晚期会出现腹部和下肢水肿、黄疸、神志错乱等症，最后陷入昏迷而死亡。

9. 如果老公患了肝硬化，可以治愈吗？应当如何治疗？

一旦出现了肝硬化，是很难逆转的。治疗上，首先要消除一切对肝有害的因素，如感染、胆汁淤积以及有害肝脏的有毒物质（包括药物、食物）等；其次要注意营养，摄取适量的矿物质和维生素。

10. 肝硬化有哪些并发症？

肝硬化往往因并发症而死亡。

（1）上消化道出血为本病最常见的并发症。

（2）肝性脑病则是肝硬化最常见的死亡原因。

11. 如果老公已确诊患了肝硬化，日常生活中应该注意些什么？

（1）积极预防。肝硬化是由不同原因引起的肝脏实质性变性而逐渐发展的一个后果。要重视对各种原发病的防治，积极预防和治疗慢性肝炎、血吸虫病、胃肠道感染，避免接触和应用对肝脏有毒的物质，减少致病因素。

（2）情绪稳定。肝脏与精神情志的关系非常密切。情绪不佳，精神抑郁，暴怒激动均可影响肝的机能。加速病变的发展，树立坚强意志，心情开朗，振作精神，消除思想负担，会有益于病情改善。

（3）动静结合。肝硬化代偿功能减退，并发腹水或感染时应绝对卧床休息。在代偿功能充沛、病情稳定期可做些轻松工作或适当活动，进行有益的体育锻炼，如散步、做保健操、太极拳、气功等。活动量以不感觉到疲劳为度。

（4）用药从简。盲目过多地滥用一般性药物，会加重肝脏负担，不利于肝脏恢复。对肝脏有害的药物如异烟肼、巴比妥类应慎用或忌用。

（5）戒烟忌酒。酒能助火动血，长期饮酒，尤其是烈性酒，可导致酒精性肝硬化。因此，饮酒可使肝硬化患者病情加重，并容易引起出血。长期吸烟不利于肝病的稳定和恢复，可加快肝硬化的进程，有促发肝癌的危险。

12. 什么是脂肪肝？导致脂肪肝的原因有哪些？

脂肪肝是指由于各种原因引起的肝细胞内脂肪堆积过多的病变。脂肪性肝病正严重威胁国人的健康，成为仅次于病毒性肝炎的第二大肝病，已被公认为隐蔽性肝硬化的常见原因。导致脂肪肝的原因主要有营养失调、酒精中毒、重度贫血、糖尿病、药物中毒等。饮食过量、身体过于肥胖也会造成脂肪肝。

13. 如果老公出现脂肪肝，应该如何治疗？

营养治疗是脂肪肝患者最基本的治疗措施。营养治疗的原则是控制总能量和碳水化合物的摄入，提高蛋白质的质和量，给予适量脂肪，补充足够的维生素、微量元素和膳食纤

维。同时戒酒,改变不良饮食习惯,以促进脂肪酸氧化分解,有效改善肝功能,防止脂肪肝的发生和发展。

(1)控制能量摄入。对于脂肪肝患者,能量供给不宜过高。从事轻度活动,体重在正常范围内的脂肪肝患者每日每千克应供给 126～147 千焦耳(30～35 千卡),以防止体重增加和避免加重脂肪堆积。对于肥胖或超重者,每日每千克应为 84～105 千焦耳(20～25 千卡),以控制或减轻体重,争取达到理想或适宜体重。

(2)提高蛋白质的质与量。供给充足的蛋白质,有利于脂蛋白合成,清除肝内积存的脂肪,促进肝细胞的修复与再生。蛋白质供给量每日以 110～115 克,重体力劳动者加至每日 115～210 克,占总能量的 10%～15% 为宜,并保证一定量的优质蛋白。此外,保持氨基酸的平衡很重要,蛋白质中蛋氨酸、胱氨酸、色氨酸、苏氨酸和赖氨酸等均有抗脂肪肝作用。

(3)适量脂肪。脂肪肝患者仍应给予适量的脂肪,而且必需脂肪酸参与磷脂的合成,能使脂肪从肝脏顺利运出,对脂肪肝有利。建议每天给予脂肪 <40 克,约占总能量的 20% 为宜。植物油含有的谷固醇、大豆固醇和必需脂肪酸有较好的趋脂作用,可阻止或消除肝细胞的脂肪变性,对治疗脂肪肝有益。烹调油应该选用植物油。对含胆固醇高的食物应作适当限制。

(4)控制碳水化合物。应摄入低碳水化合物饮食,禁食富含单糖和双糖的食品,如高糖糕点、冰淇淋、干枣和糖果等,以促进肝内脂肪消退。但是过分限制碳水化合物可使机体对胰岛素的敏感性降低。每日碳水化合物占总能量的

60%左右为宜。

（5）补充足够的维生素、矿物质和微量元素。肝脏贮存多种维生素。在得肝病后贮存能力降低，如不及时注意补充，就会引起体内维生素缺乏。注意补充富含维生素C、维生素B$_6$、维生素B$_{12}$、维生素E、叶酸、胆碱、肌醇、钾、锌、镁等的食物，以维持正常代谢，保护肝脏，纠正和防止缺乏。

（6）补充足够的膳食纤维。膳食纤维可减缓胃排空时间，减少脂肪和糖的摄入和吸收，具有降血脂、降血糖的作用。饮食不宜过分精细，主食应粗细杂粮搭配，多吃蔬菜、水果和菌藻类，以保证足够数量的膳食纤维摄入。

14. 什么叫肝癌？肝癌的病因是什么？

肝癌是死亡率仅次于胃癌、食道癌的第三大常见恶性肿瘤，其发病率男性多于女性。肝癌以"早期发现，早期手术"为原则。由于肝癌不太容易出现症状，得了癌也不容易察觉，所以日常自我检查至关重要。肝癌的病因现在研究发现包括：①乙肝和乙肝病毒携带者。②目前国外报道认为丙型肝炎发展为肝癌的约为13.2%，是乙型肝炎发生肝癌的2倍。③其次为肝硬化。④一些化学物质如亚硝胺类、氮芥类、酒精、有机氯农药均是可疑致癌物质。

15. 肝癌有哪些症状？可以治疗吗？

初期症状并不明显，晚期主要表现为肝痛、乏力、消瘦、黄疸、腹水等症状。临床上一般采取西医的手术、放化疗与中药结合疗法，但晚期患者因癌细胞扩散而治愈率较低，因此要做到肝癌的早期发现、早期诊断、早期治疗。做好肝癌的预防工作，坚持"管水、管粮、防肝炎"的肝癌预防七字方针。当癌只局限于肝的一部分时，可以手术治疗。有的人肝

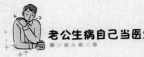

切除一半还可生存下去；也可将病肝全部切掉，再进行肝脏移植。

16. 中医是如何认识治疗肝癌的？

肝癌的中药治疗方法按辨证论治，对不同症状的肝癌采用不同的治疗方法。

(1)肝气郁结型。

症见：右胁部胀痛，胸闷不舒，善太息，食少纳呆，时有腹泻，右胁下肿块，舌苔薄白，脉弦。

治法：疏肝健脾，理气活血。

方药：柴胡疏肝散加减。

(2)气滞血淤型。

症见：胁下癥块巨大，胁痛引背，拒按，入夜更甚，脘腹胀满，食欲不振，大便溏结不调，倦怠乏力，舌质紫暗有淤斑、淤点，脉沉细或弦涩。

治法：行气活血，化淤消积。

方药：复元活血汤化裁。

(3)湿热聚毒型。

症见：肝癌的中药治疗方法：心烦易怒，身目发黄，口干口苦，纳食减少，腹部胀满，胁肋刺痛，溲赤便干，舌质紫暗，苔黄腻，脉弦滑或滑数。

治法：清热利胆，泻火解毒。

方药：茵陈蒿汤加减。

(4)肝阴亏虚型。

症见：胁肋疼痛，五心烦热，头晕目眩，食少腹胀，青筋暴露，甚则呕血、便血、肌肤淤斑、淤点，舌红少苔，脉细数。

治法：养阴柔肝，凉血解毒。

方药:一贯煎合犀角地黄汤化裁。

17. 什么是甲型肝炎? 其临床表现主要有哪些?

甲型肝炎又称甲型肝炎或甲型病毒性肝炎,是由甲型肝炎病毒引起的一种急性传染病。临床上表现为急性起病,有畏寒、发热、食欲减退、恶心、疲乏、肝肿大及肝功能异常。部分病例出现黄疸,无症状感染病例较常见,一般不转为慢性和病原携带状态。

甲肝传染源通常是急性患者和亚临床感染者,病人自潜伏末期至发病后10天传染性最大,粪—口途径是其主要传播途径,水、食物是爆发性的主要方式,日常生活接触是散发病例的主要传播途径。

18. 如果老公患了甲型肝炎,应如何治疗?

治疗甲型肝炎最好的方法就是安静休养和调理营养。甲肝是一种有自限病程的急性传染病,除了少数特别严重的暴发型病例外,其他所有病例预后良好。自然病程不超过3~6周。只需根据病情给予适当休息、营养和对症支持疗法,防止继发感染及其他损害,即可迅速恢复健康。

19. 老公患了甲型肝炎,会永久性损害到肝脏吗?

不会。只要能够及时治疗,绝大多数人的肝功能都可以恢复正常。

20. 如何预防甲型肝炎?

甲肝预防有两方面,即非特异性预防和特异性预防。前者应以切断传播途径为目的,把住"病从口入"关。及时提供疫情预报预测。严格餐具消毒,搞好饮食卫生,提倡公筷和分餐制,加强对现症病人管理。特异性预防主要是采用疫苗进行主动免疫,以降低甲肝发病率。

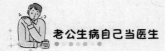

21. 什么是乙型肝炎？乙型肝炎是如何引起的？

乙型病毒性肝炎是由乙肝病毒引起的,以肝脏炎性病变为主并可引起多器官损害的一种病。本病广泛流行于世界各国,少数患者可转化为肝硬化或肝癌。因此,它已成为严重威胁人类健康的世界性疾病,也是我国当前流行最为广泛、危害性最严重的一种病。乙型病毒性肝炎无一定的流行期,一年四季均可发病,但多属散发。近年来乙肝发病率呈明显增高趋势。

引起乙型肝炎的主要原因是:①血液或血液制品:其中医源性感染占首位。注射器的针头、手术器械,尤其是输血和血液制品,可使乙肝病毒侵入体内。所以主要途径是"病从血入"。②母婴围产期传播:母婴传播是乙肝病毒表面抗原家庭聚集性的起因。母亲受乙型肝炎病毒感染后,尤其乙肝(＋)和乙肝病毒基因(＋)时婴儿受感染十分常见。③日常生活接触传播:目前已明确乙肝病毒存在于唾液、汗液等体液中,可能通过密切接触而传播乙肝病毒。主要发生在家庭内或公共场所,亦可发生在学校、工作单位的集体宿舍。④性接触亦可能传播乙肝,但不会经呼吸道传播。

22. 乙型肝炎可以预防吗？

可以预防,但只能预防到一定程度,并不能完全杜绝乙肝发生。其预防措施主要有:

(1)乙肝疫苗和乙肝免疫球蛋白的应用。在目前乙肝病毒表面抗原携带者广泛存在,传染源管理十分困难的情况下,控制和预防乙型肝炎,关键性措施是用乙肝疫苗预防。我国已将乙肝疫苗接种纳入计划免疫。

(2)切断传播途径重点在于防止通过血液和体液传播。

措施为:①注射器、针头、针灸针、采血针等应高压蒸气消毒或煮沸20分钟;②预防接种或注射药物要1人1针1筒,使用1次性注射器;③严格筛选和管理供血员,采用敏感的检测方法;④严格掌握输血和血制品。

23. 如果老公患了乙型肝炎,会出现哪些症状? 应如何治疗?

(1)全身症状。肝脏会影响人体全身,因肝功能受损,乙肝患者常感到乏力、体力不支,下肢或全身水肿,容易疲劳,打不起精神,失眠、多梦等乙肝症状。少数人还会有类似感冒的乙肝症状。

(2)消化道症状。肝脏是人体重要的消化器官,乙肝患者因胆汁分泌减少,常出现食欲不振、恶心、厌油、上腹部不适、腹胀等明显的乙肝症状。

(3)黄疸。肝脏是胆红素代谢的中枢,乙肝患者血液中胆红素浓度增高,会出现黄疸,皮肤、小便发黄,小便呈浓茶色等乙肝症状。

(4)肝区疼痛。肝脏一般不会感觉疼痛,但肝表面的肝包膜上有痛觉神经分布,当乙肝恶化时,乙肝患者会出现右上腹、右季肋部不适或隐痛等乙肝症状。

(5)肝脾肿大。乙肝患者由于炎症、充血、水肿、胆汁淤积,常有肝脏肿大等乙肝症状。

(6)手掌表现。不少乙肝患者会出现肝掌等乙肝症状。乙肝患者的手掌表面会充血性发红,两手无名指第二指关节掌面有明显的压痛感等乙肝症状。

(7)皮肤表现。不少慢性肝炎患者特别是肝硬化患者面色晦暗或黝黑,称肝病面容,这可能是由于内分泌失调形成

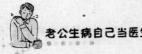

的乙肝症状。同时,乙肝患者皮肤上还会出现蜘蛛痣等乙肝症状。

其治疗要根据临床类型、病原学的不同类型分别采取不同的治疗措施。总的原则是:以适当休息、合理营养为主,选择性使用药物为辅。应忌酒、防止过劳及避免应用损肝药物。用药要掌握宜简不宜繁。同时。如果老公患了乙型肝炎,自己也应该去做乙型肝炎的相关检查,确定自己是否也被感染。在家中一定要注意避免传染。主要注意前面所述几个传播途径,加以控制即可。

24. 哪些人易患胆囊疾病?

一般来说,大量摄取脂肪和油腻食物,年龄在40岁左右,较胖的人比较容易患胆囊疾病。

25. 如果老公患有胆囊疾病,饮食上要注意些什么?

(1)控制脂肪摄入量。脂肪过多容易引起胆绞痛,故应禁用油煎、炸的食物,最好用植物油,不用猪油等动物油脂。

(2)限制胆固醇摄入量。胆固醇过多,可引起胆固醇代谢障碍,导致结石的形成。

(3)补充适量的蛋白质。过多的蛋白质可刺激胆汁的分泌,也可引起胆囊的收缩,加剧疼痛。因此,供给适量的蛋白质,可以保护肝功能,修补肝胆被破坏的组织。

(4)给予较多的碳水化合物。对肥胖和伴有冠心病和高血压患者,应注意限制主食和甜点等含碳水化合物高的食物,以控制高热量。

26. 医生如何判断对胆囊疾病用手术治疗还是药物治疗?

一般来说,有胆囊功能障碍但是还未形成结石的,最好是采用药物治疗配合饮食疗法,疗效确切。

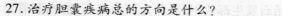

27. 治疗胆囊疾病总的方向是什么?

(1)避免进食不易消化的食物,如脂肪、鸡蛋或禽类罐头食品,以及某些生鲜蔬菜、水果。

(2)饮食不要过量,尽量食入易消化食物。

(3)在医生指导下使用一些缓解胆道痉挛和制酸的药物。

28. 什么是胆囊炎?

胆囊炎分急性和慢性两种,临床上多见,尤以肥胖、多产、40 岁左右的女性发病率较高。

急性胆囊炎发病与胆汁淤滞和细菌感染密切相关。主要致病菌为大肠杆菌(占 60% ~70%)、克雷伯菌、厌氧杆菌等革兰阴性菌,对胆囊壁的血液供给受阻或胆囊充满脓液,造成血液循环不良,而致胆囊壁坏死。

慢性胆囊炎一部分为急性胆囊炎迁延而成,但多数既往并无急性发作史。约 70% 的病人伴有结石,由于胆石刺激,加上在长期慢性炎症的基础上,有过反复多次的急性发作,可使胆囊萎缩或囊壁纤维组织增生肥厚,终致囊腔缩小、功能丧失。若胆囊管为结石、炎性粘连或瘢痕完全阻塞,胆汁无法流进胆囊,而胆囊内原有的胆汁,因胆色素逐渐被吸收,黏膜仍不断分泌无色水样黏液(白胆汁),即可形成胆囊积水;当继发感染,则演变为胆囊积脓。

29. 胆结石是怎么引起的? 其症状主要有哪些?

胆结石是胆管树内(包括胆囊)形成的凝结物,是临床最常见的消化系统疾病之一。临床表现主要包括发作性腹痛、急性炎症,如果结石进入胆总管后可出现下列并发症:黄疸、胆管炎和胰腺炎等;但大部分患者可无任何症状。

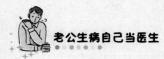
依据结石发生部位不同,分为胆囊结石、肝内胆管结石、胆总管结石。

30. 胆结石可以预防吗?如何预防老公患结石?

胆结石是可以预防的。饮食调控是防止胆石症、胆囊癌发生的最理想预防方法。预防胆结石应注意饮食调节,膳食要多样,此外,生冷、油腻、高蛋白、刺激性食物及烈酒等易助湿生热,使胆汁淤积,也应该少食。一般在 40 岁左右的人体内都有不同程度的结石,但小结石一般可通过自身的排泄机能逐步排出,只要注意合理饮食,大多可避免结石的疼痛及手术之苦。其预防原则主要如下:

(1)有规律的进食(一日三餐)是预防结石的最好办法,因为在禁食时胆囊中充满了胆汁,胆囊黏膜吸收水分使胆汁变浓,此时胆固醇/卵磷脂大泡容易形成胆汁的黏稠度亦增加,终于形成胆泥。如果进食,当食物进入十二指肠时,反应性地分泌胆囊收缩激素,使胆囊收缩,这时大量黏稠和含水量有胆泥的胆汁被排出到达肠内。因此可以防止结石的形成。

(2)选择合理的饮食结构,避免高蛋白、高脂肪、高热量的饮食习惯。适当食用纤维素丰富的饮食,以改善胆固醇的排泄,防止结石的形成。富含维生素 A 和维生素 C 的蔬菜和水果、鱼类及海产类食物则有助于清胆利湿、溶解结石,应该多吃。

(3)保持胆囊的收缩功能,防止胆汁长期郁滞。对长期禁食使用静脉内营养的病人,如胆囊收缩素等。

(4)积极治疗能引起胆囊结石的一些原发病,如溶血性贫血和肝硬变,因为这些病易诱发胆囊胆色素类结石。

31. 哪些情况下必须做胆囊手术?

在以下情况下,应该施以手术治疗。

（1）胆囊急性发炎。

（2）因胆石存在而时常发生剧烈疼痛。

（3）胆石患者有消化不良、恶心、腹胀、腹痛时。

（4）胆石影响胆汁通过，引起黄疸时。

（5）慢性胆囊炎急性发作。

32. 如果老公发生以上情形，却不愿做手术，会有哪些后果？

如果发生了以上情形却拒绝手术，后果是比较严重的。

（1）胆囊急性炎症会发展至坏死，胆囊破裂，引起胆汁性腹膜炎。

（2）胆石引起黄疸，使肝脏受损，或因胆汁长期受阻而中毒死亡。

（3）胆石不断引起腹痛，并移向胆总管，妨碍胆汁流出，引起黄疸。

所以，如果老公在发生以上情形而拒绝手术时，一定要劝导进行手术，以免引起并发症而发生危险。

33. 中医可以治疗胆结石吗？

长期临床实践证明，中医治疗胆结石效果确切。以下是几个临床治疗胆结石的常用方。

（1）胆道排石方（郑显理）：金钱草、茵陈、郁金、木香、枳壳、生大黄。适用于多型胆石症。

（2）遵医排石6号方：虎杖、三棱针、木香、枳实、金钱草、茵陈、栀子、大黄、延胡索。适用于胆石症发作期。

（3）消石汤Ⅱ号方（刘忠彬等）：柴胡、枳壳、白芍、丹参、海金沙、鸡内金、金钱草、大黄、甘草。适用于肝内胆管结石。

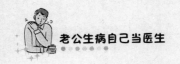

十七、胰脾疾病

1. 常见的胰腺疾病有哪些?

有急性胰腺炎、慢性胰腺炎、胰腺脓肿、糖尿病、胰腺良性肿瘤、胰腺癌等。

2. 胰腺炎是由什么原因引起的?

胰腺炎是胰腺因胰蛋白酶的自身消化作用而引起的疾病。胰腺有水肿、充血或出血、坏死。临床上出现腹痛、腹胀、恶心、呕吐、发热等症状。化验血和尿中淀粉酶含量升高等。可分为急性及慢性两种。引起的胰腺炎的原因有时是因为感染的胆汁倒流回胰管而致,也可能是因血液中的细菌直接侵入胰腺引起,还有部分是因暴饮暴食或饮酒过度所致。

3. 胰腺炎是重病吗?

是的。急性胰腺炎会引起大出血或中毒症,甚至造成死亡。但只要治疗及时且正确,大部分患者都能治愈。

4. 急性胰腺炎有哪些症状?

急性胰腺炎主要表现为胰腺呈炎性水肿、出血及坏死,故又称急性出血性胰腺坏死,好发于中年男性,临床表现为突然发作的上腹部剧烈疼痛、压痛、腹胀;体温升高;恶心、呕吐;血液中淀粉酶和脂肪酶含量增高,严重者会引起出血并可出现休克。

5. 如果老公突发急性胰腺炎，应当如何处理？

如果老公突发胰腺炎，应当立即送医院由专业医生进行治疗。临床常采用以下治疗方法：

（1）禁食、鼻胃管减压。持续胃肠减压，防止呕吐和误吸。给全胃肠动力药可减轻腹胀。

（2）补充体液，防治休克。全部病人均应经静脉补充液体、电解质和热量，以维持循环稳定和水电解质平衡。预防出现低血压，改善微循环，保证胰腺血流灌注对急性胰腺炎的治疗有益。

（3）解痉止痛。诊断明确者，发病早期可对症给予止痛药（哌替啶），但宜同时给解痉药（山莨菪碱、阿托品）。禁用吗啡，以免引起括约肌痉挛。

（4）抑制胰腺外分泌及胰酶抑制剂。胃管减压、H_2 受体阻滞剂（如西咪替丁）、抗胆碱能药（如山莨菪碱、阿托品）、生长抑制素等，但后者价格昂贵，一般用于病情比较严重的病人。胰蛋白酶抑制剂（如抑肽酶、加贝酯等）具有一定的抑制胰蛋白酶的作用。

（5）营养支持。早期禁食，主要靠完全肠外营养。当腹痛、压痛和肠梗阻症状减轻后可恢复饮食。除高脂血症病人外，可应用脂肪乳剂作为热源。

（6）抗生素的应用。早期给予抗菌素治疗，在重症胰腺炎合并胰腺或胰周坏死时，经静脉应用广谱抗菌素或选择性经肠道应用抗菌素可预防因肠道菌群移位造成的细菌感染和真菌感染。

（7）中药治疗。在呕吐基本控制的情况下，通过胃管注入中药，注入后夹管 2 小时。常用的方药如复方清胰汤加减：

银花、连翘、黄连、黄芩、厚朴、枳壳、木香、红花、生大黄(后下)。也可单用生大黄15克胃管内灌注,每天2次。

(8)腹腔渗出液的处理。急性胰腺炎的腹腔渗出液含有多种有害物质,可致低血压、呼吸衰竭、肝衰竭和血管通透性的改变等。在重症胰腺炎中,一般认为腹腔渗出液可自行吸收。如腹胀明显,腹腔渗出液多者应做腹腔灌洗。

如果出现诸如诊断不明确;继发性胰腺感染;合并胆道疾病;虽经合理支持治疗,而临床症状继续恶化者,则需及时进行手术治疗。

6. 当老公患了急性胰腺炎,经治疗愈后,如何预防其再次发作?

要注意以下事项:

(1)继续以低脂清淡饮食为主,避免暴饮暴食。

(2)绝对戒酒,包括白酒、红酒、啤酒。

(3)肥胖者应控制体重,适当参加体育锻炼。

(4)应该在医师指导下继续服用制酸药物和胰酶制剂。

(5)如有胆道疾病要积极治疗,必要时做外科手术治疗。

7. 胰腺癌可以治愈吗?

胰腺癌没有有效的治疗方法,当确诊后,患者还可存活6~18个月。少数患者会在胰腺切除或全部摘除后癌症消失。

8. 脾会患哪些疾病?

主要有:①溶血性黄疸;②血小板减少性紫癜;③脾功能亢进症;④脾肿瘤;⑤镰形细胞贫血;⑥高歇氏病;⑦地中海贫血;⑧脾破裂。

9. 当患了脾病后,主要症状是什么?如果不予治疗对身体会有什么影响?

脾病的最初症状一般是贫血。往往在检查贫血原因时发现脾肿大。若不予及时有效治疗,对身体的影响是严重而危险的。如果是伴有贫血的脾功能亢进,患者会出现严重贫血,可能并发肺炎等感染症;如果是血小板减少性紫癜或各种溶血性贫血等,则会损坏血液凝固结构,造成致命的出血症。

10. 对脾病有很有效的内科疗法吗?

没有。一般都要进行外科治疗。

11. 什么是贫血?贫血对人体主要造成什么影响?

贫血是指单位容积血液内红细胞数和血红蛋白含量低于正常。正常成人血红蛋白量男性为(12~16)克/100毫升,女性为(11~15)克/100毫升;红细胞数男性为(400~550)万/立方毫米,女性为(350~500)万/立方毫米。凡低于以上指标的即是贫血。贫血产生后,向各组织器官输送氧气的能力下降,临床会产生面色苍白,伴有头昏、乏力、心悸、气急等现象。

12. 造成贫血的原因主要有哪些?

造成贫血的原因有多种:缺铁、出血、溶血、造血功能障碍等。

13. 如果老公有贫血现象,生活中可以如何调整?

首先还是应到医院检查后排除病因,生活中一般要给予富于营养和高热量、高蛋白、多维生素、含丰富无机盐的食物,以助于恢复造血功能。避免过度劳累,保证睡眠时间。

14. 恶性贫血属于重病吗?是什么原因所造成?

是的。恶性贫血往往会引起死亡,虽有办法进行治疗,但仍属于重病,须高度重视。常因胃或肠黏膜异常,造成吸收维生素 B_{12} 等抗恶性贫血物质所必需的内因子不足而引起。

15. 中医如何认识治疗贫血?

中医学中没有贫血的名称,但从患者临床所呈现的证候,如面色苍白、身倦无力、心悸、气短、眩晕、精神不振、脉细弱象等,则相似于"血虚"、"阴虚"诸疾。一般可将贫血划入"血虚"或"虚劳亡血"的范畴,而"虚劳"是脏腑亏损、元气虚弱所致多种慢性疾病的总称。

中医认为,"诸血皆属于心","中焦受气取汁,变化而赤是谓血","血之源头在于肾,……精气充足,百脉和畅"。由此可见,血的生成来源于水谷之精气,人摄取水谷营养物质,由中焦(脾胃)吸收了饮食物的精微,通过气化作用,变成营气。脾得心火宣降之助,转化为精、津液,精之一部分贮于肾中,以待生化之用,另一部分得心火之助转化为血,以荣胶末五脏六腑。肾中先天之精得后天水谷之精气,吸收命火之蒸腾,转化为髓。髓得下焦火热之激,分化为髓之精液,精液再为命火的宣蒸转化为血,输之于机体,以为生理之用。

中医认为,血的生成和调节与心、肝、脾、肾等脏腑关系密切,故"心主血、肝藏血、脾统血。"而这些脏腑功能的充分发挥,又有赖于肾阳温煦。因此,心、肝、脾、肾功能衰弱,均可导致血虚。而血虚的形成不外乎内外因素。外邪六淫与温热侵入机体,潜而不定期出,深入化血之机,导致新血无生,这一致病因素与现代医学所说的"细菌感染、原虫、毒素发生溶血为病"异曲同工。在内因上,或为七情失节,或为饮食失宜,或为失血而成,或为先天禀赋不足,或为病后房劳过甚，或为妊娠失调，而引起造血之机受阻；或消化之机紊乱，水谷不化，精微不成，发生血虚之疾。可见在内因方面与现代医学所说的"缺乏造血原料或造血器官功能障碍，或慢性失血而成贫血"基本上是一致的。

血为有形之物，气属无形之用。血之运行有赖于气，故有"气为血之帅，气行则血行，血为气之母，血至气亦至"的理论。血由气而生，而气也必须有血为依附，才能发挥其生化、运动的作用。二者互相依赖，又互相促进，保持相对平衡。如果气血失和，就会致病。《内经》说："是故气之所并为血虚，血之所并为气虚。"因此，血虚患者一般均有气虚，这在诊断和治疗上都具有很重要的意义。临床可辨证选用四物汤、归脾汤等进行治疗。

十八、肾、膀胱疾病

1. 肾有什么功能？肾功能受到破坏后会造成什么结果？

肾的功能主要有：

（1）分泌尿液，排出代谢废物、毒物和药物。

（2）调节体内水和渗透压。

（3）调节电解质浓度。

（4）调节酸碱平衡。

（5）内分泌功能：可分泌不少激素并销毁许多多肽类激素。

当肾功能受到破坏后，血液中的废物和有毒的物质会积留过多，而人体所需的物质又被过多排出。肾功能低下会造成向人体组织提供化学组成异常的血液和液体。肾功能障碍超过一定限度后，这种异常会达到顶点，甚至使患者无法维持生命。

2. 如何能够得知肾功能是否正常？

可通过查尿、查血，对肾和尿路进行 X 线检查、B 超等即可查明。

3. 导致肾功能障碍的病因有哪些？

（1）全身的严重感染或炎症。

（2）肾及尿路机械性阻塞。

（3）先天性肾异常。

（4）肾肿瘤。

（5）中毒性物质进入体内造成肾功能障碍。

（6）肾的血液循环出现障碍。

（7）新陈代谢及内分泌异常。

（8）脱水等。

4. 出现哪些现象必须立即进行肾的检查?

当出现血尿、尿混浊或排尿有痛感时,应该及时就医进行专业检查,确定有无肾的疾病。

5. 肾结石怎样形成的?

肾结石形成主要原因就是饮食不当。它是由饮食中可形成结石的有关成分摄入过多引起的。

（1）草酸积存过多。体内草酸的大量积存,是导致肾、尿结石的因素之一。如菠菜、豆类、葡萄、可可、茶叶、橘子、番茄、土豆、李子、竹笋等这些人们普遍爱吃的东西,正是含草酸较高的食物。

（2）嘌呤代谢失常。动物内脏、海产食品、花生、豆角、菠菜等,均含有较多的嘌呤成分。嘌呤进入体内后,要进行新陈代谢,它代谢的最终产物是尿酸。尿酸可促使尿中草酸盐沉淀。如果,一次过多地食用了含嘌呤丰富的食物,嘌呤的代谢又失常,草酸盐便在尿中沉积而形成尿结石。

（3）脂肪摄取太多。各种动物的肉类,尤其是肥猪肉,都是脂肪多的食品。多吃了体内脂肪必然增高,脂肪会减少肠道中可结合的钙,因而引起对草酸盐的吸收增多,如果一旦出现排泄功能故障,如出汗多、喝水少、尿量少,肾结石很可能就在这种情况下形成。

（4）糖分增高。糖是人体的重要养分,要经常适量增补,

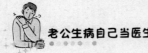

但一下子增加太多,尤其是乳糖,也会给结石形成创造条件。

(5)蛋白质过量。对肾结石成分进行化验分析,发现结石中的草酸钙占87.5%。这么大比重的草酸钙的来源就是因为蛋白质里除含有草酸的原料——甘氨酸、羟脯氨酸之外,蛋白质还能促进肠道功能对钙的吸收。如果经常过量食用高蛋白质的食物,便使肾脏和尿中的钙、草酸、尿酸的成分普遍增高。如果不能及时有效地通过肾脏功能把多余的钙、草酸、尿酸排出体外,那么,肾结石、输尿管结石症就具备了形成条件。

6. 男女患肾结石比例一样吗?

男性患肾结石的比例略高于女性。一般40~60岁的人群易患肾结石。

7. 肾结石会出现哪些主要症状?

肾结石可能长期存在而无症状,特别是较大的结石。较小的结石活动范围大,当小结石进入肾盂输尿管连接部或输尿管时,引起输尿管剧烈的蠕动,以促使结石排出,于是出现绞痛和血尿。疼痛常位于腰部和腹部,多数呈阵发性,亦可为持续疼痛。有的疼痛可能仅表现为腰部酸胀不适,活动或劳动可促使疼痛发作或加重。疼痛时,往往伴发肉眼血尿或镜下血尿,以后者居多,大量肉眼血尿并不多见,体力活动后血尿可加重。肾结石患者尿中可排出沙石,特别在疼痛和血尿发作时,尿内混有沙粒或小结石。结石通过尿道时,发生阻塞或刺痛。肾结石的常见并发症是梗阻和感染,不少病例就是因尿路感染症状而就医。梗阻则可引起肾积水,出现上腹部或腰部肿块。

8. 内科疗法能溶化肾结石吗?

不能。但饮食疗法(如低磷食物、碱性食物、酸性食物

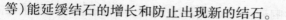

等)能延缓结石的增长和防止出现新的结石。

9.是否所有的肾结石都需要手术取除？

不是。有很多结石可以自然排泄出来。只有针对过大而不能排泄出来的结石，堵塞尿路或引起感染的结石，经常或周期性地引起剧痛的结石和使肾功能不断减弱的结石，才需要手术取除，或用超声波体外碎石。

10.肾结石被取除或排泄后会复发吗？

会。但只要坚持进行饮食治疗，大量喝水，适当用药，避免尿路感染和堵塞，可预防再次形成结石。也有极少数患者，即便采取了以上预防措施，仍有可能复发。

11.什么是输尿管结石？输尿管结石有哪些症状？

输尿管结石绝大多数来源于肾脏，包括肾结石或体外震波后结石碎块降落所致。由于尿盐晶体较易随尿液排入膀胱，故原发性输尿管结石极少见。有输尿管狭窄、憩室、异物等诱发因素时，尿液滞留和感染会促使发生输尿管结石。输尿管结石大多为单个，左右侧发病大致相似，双侧输尿管结石占 2% ~6%。临床多见于青壮年，20 ~40 岁发病率最高，男与女之比为 4.5：1，结石位于输尿管下段最多，占50% ~60%。

其症状与肾结石大致相同。结石的大小与梗阻、血尿和疼痛程度不一定成正比。在输尿管中、上段部位的结石嵌顿堵塞或结石在下移过程中，常引起典型的患侧肾绞痛和镜下血尿。疼痛可向大腿内侧、睾丸或阴唇放射。常伴有恶心、呕吐，有时血尿为肉眼可见。输尿管膀胱壁间段最为狭小，结石容易停留。由于输尿管下段的肌肉和膀胱三角区相连，并且直接附着于后尿道，故常伴发尿频、尿急和尿痛的特有症状。在不影响尿流通过的较大结石,可仅有隐痛,血尿也轻。在孤立肾的输尿管结石阻塞或双侧输尿管阻塞,或一侧输尿管结石阻塞使对侧发生反射性无尿等情况,都可发生急性无尿,甚至肾功能不全。

12. 当老公的肾或输尿管结石在家突发,症状严重时,可采取什么样的应急处理?

(1)卧床休息,尽量让其多饮水,有利于排石。

(2)肾区疼痛剧烈时可热敷或口服阿托品0.5毫克,每日3次,也可针刺肾俞、三阴交、足三里穴位,有止痛和促排石作用。

(3)如伴有尿路感染时,可口服抗菌素。

(4)经上述紧急处理后应送医院进一步诊治。

13. 中医如何治疗肾及输尿管结石?

中医认为,肾及输尿管结石相当于中医所说的石淋。

症见:尿中时挟砂石,小便艰涩,或排尿时突然中断,尿道窘迫疼痛,少腹拘急,或绞痛难忍,尿中带血,舌红,苔薄黄,脉弦或带数。若病久砂石不去,可伴见面色少华,精神萎顿,少气乏力,舌边有齿印,脉细而弱,或腰腹隐痛,手足心热,舌红少苔,脉细带数。

治法:清热利湿,通淋排石。

方药:石苇散加减。

14. 如果老公患有肾或输尿管结石,日常生活中应该注意些什么?

日常生活中,肾或输尿管结石的注意事项有:

(1)多饮水、少憋尿,防止尿液浓缩,每天饮水量不少于2 500毫升,减少尿内固体成分的沉淀,预防新的结石形成。

（2）增加活动量,如跑步、跳跃、跳绳、上下楼梯等,可促使结石移动排出。

（3）长期卧床患者,应帮助病人多活动、勤翻身,以减少骨质脱胎换骨钙,增进尿流通畅。

（4）限制含钙、含草酸食物及动物蛋白的摄入量。如牛奶、乳酪、各种豆类;菠菜、甜菜、可可、咖啡、巧克力、红茶、草莓;动物内脏心、肝、脑等。

（5）加强体育锻炼,增加机体免疫功能,改善工作环境,避免长期高温作业,有针对性改善水源水质,降低饮用水中矿物质的含量,是预防结石形成的根本途径。

15. 哪种年龄段的人易患肾肿瘤?

多见于 40 岁以上的人。

16. 肾肿瘤都是恶性的吗?

不是,但恶性的居多。最常见的肾恶性肿瘤是肾癌。

17. 如何诊断肾肿瘤?

对身体进行触诊,对肾盂进行 X 线造影、B 超、CT 等检查便能够确切诊断。

18. 肾肿瘤有哪些症状?

其主要症状有血尿、肾脏到腰部有疼痛感。肾脏部位可触及肿瘤。

19. 怎样治疗肾肿瘤?

立即切除长有肿瘤的整个肾脏,配合化疗。也可配合中医药治疗。

20. 肾部外伤如何治疗?

大部分肾外伤都较轻,静养即可痊愈。如大量出血,通过检查确定肾脏严重受损,则需要手术切除肾脏或从未受伤

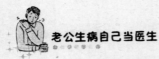

的肾中排出血液和尿。

21. 肾脏可以移植吗？

能。从技术上来说肾脏移植比较简单，但在移植后3～4周到3～4个月间会出现不同程度的排斥反应。双胞胎之间进行肾移植成活率最高。肾脏移植手术是个大手术，但只要一侧肾脏还在发挥功能，就不做肾移植手术。

22. 膀胱结石是如何造成的？有什么症状？

膀胱结石可分为原发性和继发性两种，主要发生于男性。原发性膀胱结石多由营养不良所致，现在除了一些边远山区多发于婴幼儿外，已不多见。继发性膀胱结石主要继发于良性前列腺增生症，随着寿命的延长此病也逐渐增多。另外结石容易发生在有尿道狭窄、膀胱憩室、异物（包括长期引流导管）和神经原性膀胱功能障碍等患者。原发性膀胱结石多为单个，呈卵圆形，继发性膀胱结石多为草酸钙、磷酸钙和尿酸的混合性，为多个较小结石。

其症状主要有：表现为尿路刺激症状，如尿频、尿急和终末性排尿疼痛，尿流突然中断伴剧烈疼痛且放射至会阴部或阴茎头，改变体位后又能继续排尿或重复出现尿流中断。

23. 怎样确诊膀胱结石？

根据典型病史和症状，较大或较多的结石常在排尿后，行双合诊可在直肠或阴道中触及，用金属探条经尿道在膀胱内可产生金属摩擦及碰击感，膀胱区摄X线平片多能显示结石阴影，B超检查可探及膀胱内结石声影，膀胱镜检查可以确定有无结石、结石大小、形状、数目，而且还能发现X线透光的阴性结石以及其他病变（如膀胱炎、前列腺增生、膀胱憩室等）。

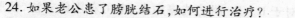

24. 如果老公患了膀胱结石,如何进行治疗?

小的结石可经尿道自行排出,较大结石不能自行排出者可行膀胱内碎石术。碎石方法有体外冲击波碎石及液电冲击碎石、超声波碎石及碎石钳碎石。较大结石且无碎石设备者可行耻骨上膀胱切开取石术,对合并有膀胱感染者,应同时积极治疗炎症。也可进行中医治疗,其辨证与肾及输尿管结石一致。

25. 膀胱肿瘤都是恶性的吗?

大部分都是恶性的,或有可能发展成恶性的。

26. 膀胱肿瘤常见吗?

膀胱肿瘤是泌尿系统中最常见的肿瘤。多数为移行上皮细胞癌。在膀胱侧壁及后壁最多,其次为三角区和顶部,其发生可为多中心。膀胱肿瘤可先后或同时伴有肾盂、输尿管、尿道肿瘤。在国外,膀胱肿瘤的发病率在男性泌尿生殖器肿瘤中仅次于前列腺癌,居第2位;在国内则占首位。男性发病率为女性的3~4倍,年龄以50~70岁为多。

27. 怎样治疗膀胱肿瘤?

(1)外科手术治疗。外科手术治疗为治疗膀胱癌的主要方法。具体手术范围和方法应根据肿瘤的分期、恶性程度和病理类型以及肿瘤的大小、部位、有无累及邻近器官等情况综合分析确定。

(2)放射治疗。膀胱放射治疗多是配合手术前、手术后进行。对于病期较晚,失去手术时机或拒绝手术以及术后复发的病例行姑息性放疗也能获得一定疗效。

(3)介入放射治疗。介入放射学治疗是指利用放射学技术,经导管将药物直接注入肿瘤的供养血管,从而杀灭肿瘤细胞。对于Ⅱ~Ⅳ期膀胱癌病人，也可利用此方法，使肿瘤病灶缩小，提高手术切除率，减少复发率。

（4）化疗。膀胱癌的化学药物治疗包括膀胱内灌注化疗、全身化疗、动脉灌注化疗等。

（5）免疫治疗。研究表明，膀胱移行细胞癌具有抗原性，患者免疫力受损的情况与肿瘤分期、分级和血管淋巴扩散有很大关系。因此，该病适合应用免疫治疗。

十九、前列腺疾病

1. 什么是前列腺疾病?

前列腺疾病主要有三种:前列腺增生、前列腺炎、前列腺癌。

良性前列腺增生:良性前列腺增生就是我们平时经常听说的前列腺肥大,是常见的老年疾病。男性的年龄越大,前列腺往往也会逐渐"肥大",一般到了 60 岁,大约有 60% 的老年男性会出现前列腺增生,而 80 岁以后,前列腺增生的发生率甚至高达88% 。但并不是所有的前列腺增生都会产生临床症状,很多前列腺增生的患者并没有任何表现,只是在做超声检查,或通过显微镜观察前列腺才能发现其肥大,这样并未形成前列腺疾病的状态可以不治疗。但如果有了诸如夜尿增多、尿频、排尿困难、排尿中断等症状,就必须加以治疗。否则会形成更为严重的前列腺疾病。

前列腺炎:前列腺炎亦是常见的前列腺疾病,多发于青壮年男性。据统计,40% 的青年男性曾经受到前列腺炎的困扰。前列腺炎可以分为急性和慢性两种。前者主要由于急性尿路细菌感染引起,表现为寒战、发热、尿中带血以及会阴部的闷痛,严重的尿急、尿痛、尿道灼烧感,有时还会造成尿潴留,由于病情急重,所以患者往往直奔急诊。急性细菌性前列腺炎比较容易治疗,通过选择合适的抗生素治疗一般能

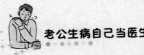

够很快治愈,多数患者治疗后也不再复发。

慢性前列腺炎的表现多种多样,典型表现有会阴及腰骶部不适、下腹部胀痛、排尿无力、尿频、尿急、尿痛、尿道灼烧感,阴茎、阴囊、耻骨区的疼痛等等,也有人表现为尿道口淌出混浊液体、性功能下降等。

前列腺癌:前列腺癌不同于前列腺增生,它是一种恶性疾病,当前列腺癌发生进展,如果没有进行治疗,最终将广泛转移并危及生命。

前列腺癌隐藏得深,但是一旦发作,后果不堪设想。因此,只有尽量早期诊断前列腺癌。但是,由于早期前列腺癌本身没有什么特异性的症状,一些患者可能出现排尿困难、血尿,但这与前列腺增生产生的症状根本无法区分,所以当诊断时,大多数患者已至晚期。而今随着现代科技的发展,泌尿外科医生已经能够通过直肠指诊、血清前列腺特异抗原以及经直肠超声来尽早地发现早期前列腺癌,挽救了许多患者的生命。

2. 前列腺炎如何区分?

根据临床症状,尿及前列腺液的培养和镜下检查,前列腺炎可分为以下 6 种类型:

(1)非特异性细菌性前列腺炎。又可分为急性前列腺炎和慢性的前列腺炎。

(2)特发性非细菌性前列腺炎,又称前列腺病。

(3)特异性前列腺炎。包括淋菌、结核菌、梅毒、真菌和寄生虫病(如滴虫)等引起的前列腺炎。

(4)非特异性肉芽肿性前列腺炎。

(5)其他原因引起的前列腺炎,如病毒、支原菌属、衣原

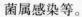

菌属感染等。

（6）前列腺痛和前列腺充血。

3.哪些症状提示可能得了前列腺疾病？

最重要就是从症状来进行判断，主要有下尿路刺激症状如尿频、尿急、尿痛、急迫性尿失禁；尿路梗阻症状如排尿踌躇、排尿费力、尿线变细、尿后余沥等症状。刺激症状和梗阻症状是前列腺疾病的两大类临床表现，多见于良性前列腺增生。而前列腺癌、前列腺炎也会有这样的表现。对于前列腺增生的患者，刺激症状往往会更早地表现出来，尤其是夜尿增多，经常是良性前列腺增生的最早表现。

如果出现以上症状后没有引起足够的注意，当疾病继续发展。还会出现一些更为严重的表现。比如有时遇到受凉、饮酒、过度憋尿及服用某些药物（如阿托品）等诱发因素时，会突然出现小便完全不能排出的情况，膀胱里的尿液越积越多，这称为急性尿潴留。由于发生急性尿潴留的患者非常痛苦，所以多数患者会在这种时候到医院就诊，但是应该注意一点，有些患者当膀胱里的尿液已经超过膀胱本身的最大容量。尿液就会不由自主地从尿道淌出来，这就是我们常说的"满则溢"的道理，医学上称为充盈性尿失禁。很多患者发生充盈性尿失禁时会误认为小便已经排出来了，其实他们殊不知膀胱里还有很多的尿液，给身体带来持续而且更加严重的危害。

血尿，则是前列腺疾病的另一个主要症状。血尿就是尿里有血，有的肉眼就可以观察到尿色变红，如酱油色、洗肉水样，甚至呈鲜血样，我们称之为肉眼血尿。而有的尿液表面颜色虽然正常，可是到了显微镜底下，可以发现很多的红细胞，称为镜下血尿。

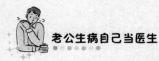

4. 急性前列腺炎如何判断？

如果出现以下症状，可以判断感染了急性前列腺炎。

（1）全身症状。多数有恶寒、发热等前驱症状。随着炎症的进展，症状逐渐加剧，呈高热，全身疼痛，虚弱，厌食或败血症等表现。突然发病时，全身症状可掩盖局部症状。

（2）局部症状。会阴或耻骨上区域有重压感，久坐或排便时加重，且向腰部、下腹部、背部、大腿等处放射形成，一旦有小脓肿形成，疼痛加剧而不敢排便。

（3）尿路症状。排尿时有灼热感，有尿急、尿频、尿滴沥、终末血尿和脓性尿道分泌物。膀胱颈部水肿可致排尿不畅，尿流变细或中断，严重时有尿潴留，排便、排尿时局部疼痛。

（4）直肠症状。直肠胀满，便急和排便痛，大便时尿道流白色分泌物。

5. 急性前列腺炎需要做哪些实验室检查？

尿常规、尿三杯试验、尿道口分泌物检查、前列腺液检查、血白细胞检查。

6. 急性前列腺炎可能引起那些并发症？

（1）急性尿潴留。急性前列腺炎引起局部充血、肿胀，压迫尿道，以致排尿困难，或导致急性尿潴留。

（2）急性精囊炎或附睾炎和输精管炎。前列腺急性炎症容易扩散至精囊，出现急性精囊炎。同时，细菌可逆行经淋巴管进入输精管的壁层及外鞘而致附睾发炎，表现为附睾局部出现红肿及硬结节，并有触痛。

（3）精索淋巴结肿大或有触痛。前列腺与精索淋巴在小骨盆中有交通，前列腺急性炎症时波及精索，引起精索淋巴结肿大且伴有触痛。

（4）性功能障碍。急性炎症期,前列腺充血、水肿或有小脓肿形成,可有射精痛、疼痛性勃起、性欲减退、性交痛、阳痿、血精等。

当急性前列腺炎严重时,还可伴有腹股沟牵引痛或肾绞痛。

7.如果老公患了急性前列腺炎,如何选用抗炎药物?

一般的抗菌药物不易进入前列腺组织,这也是临床上治疗较为困难的原因之一。可2～3种药联合应用,或根据前列腺液细菌学培养及药物敏感试验结果选择性应用。抗菌药中,唯有磺胺甲基异噁唑与磺胺增效剂的复合片,即复方新诺明,在前列腺中能达到较高浓度,复合片的抗菌作用明显,故为首选药物。用法为每次2片(每片含磺胺增效剂80毫克、磺胺甲基异噁唑400毫克),每日2次,口服。经治疗若细菌对该药敏感,症状好转者,可继续用药30天,以防转变为慢性炎症。抗菌药物也可选用青霉素、氨苄青霉素、先锋霉素及西力欣等。

若48小时后病情仍不能控制,则应根据致病菌的药物敏感试验选用足量的敏感药物。

8.中医如何辨证治疗急性前列腺炎?

按照八纲辨证及病因辨证,可分为湿热下注及热毒壅盛两个证型。

（1）湿热下注型。

症见:前列腺增大,有明显触痛,前列腺液中充满脓细胞,全身寒热交作、尿频、尿痛、尿急、尿道灼热刺痛、尿黄、尿血、会阴部坠胀痛、大便秘结、口苦而黏,舌红,苔黄腻,脉滑而数(本证属急性前列腺炎的早期证候)。

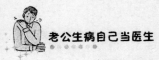

治法:清热利湿。

方药:八正散:木通、车前草、瞿麦、萹蓄、滑石、栀子、大黄、灯芯草、甘草。

(2)热毒壅盛型

症见:会阴部红肿热痛,直肠指检发现前列腺脓肿,有波动感,尿道灼痛,脓血尿,高热不退,口渴喜饮,大便干结,腰腹胀痛,舌红苔薄黄,脉弦而数(本证属前列腺脓肿为主证的证候)。

治法:泻火解毒。

方药:黄连解毒汤合五神汤:黄连、黄芩、黄柏、栀子、金银花、紫花地丁、车前子、赤茯苓、牛膝。

9.如何运用外治法治疗急性前列腺炎?

(1)中药灌肠。金黄散15~30克,山茱萸粉或藕粉适量,水200毫升调煮成薄糊状,待温后(43℃)做保留灌肠,每次保留30分钟~2小时,每日1次。

(2)塞肛疗法。野菊花栓1个,塞置肛内,每日1~2次。

(3)局部外敷。当并发急性附睾炎时,除全身用药外,局部应外敷金黄软膏等,具有消肿止痛之功效。

(4)热水坐浴。用42~43℃的热水坐浴10~15分钟,每日1~2次,可以加速前列腺的血液循环,促使炎症消退。为了提高坐浴的效果,事先应排空尿便。

10.治疗急性前列腺炎的中成药有哪些?

四妙丸、龙胆泻肝丸、当归龙荟丸。

11.如果老公患有急性前列腺炎,可以通过食疗来进行改善吗?食疗方有哪些?

经过初步抗炎治疗后,可以通过食疗来改善症状。常用食疗方如：

（1）赤小豆鱼粥。赤小豆 50 克,鲤鱼（或鲫鱼）1 条。先煮鱼取汁,另水煮赤小豆做粥,临熟加入鱼汁调匀（不加佐料）,用作早餐食之。适用于湿热下注型急性前列腺炎。

（2）丝瓜粥。鲜嫩丝瓜 1 根,大米 50 克,白糖适量。大米煮成粥,半熟时放入鲜丝瓜（洗净切成粗段）,粥熟后去丝瓜,加糖,可作早餐食用。适用于湿热型急性前列腺炎。

（3）绿豆大肠汤。绿豆 60 克,猪大肠 120 克。先将猪大肠去油,洗净,与绿豆共煮,可常饮,食肠,饮汤。适用于湿热型急性前列腺炎。

（4）薏苡仁粥。生薏苡仁,大米（3∶1）。先将生薏苡仁煮烂,再加入大米煮成粥,可作早餐食用。适用于湿热型急性前列腺炎（血精）。

（5）赤小豆粥。赤小豆、大米各等份。如常法将两味煮成粥,以熟烂为佳,每日 1 餐。适用于湿热型前列腺炎。

（6）二鲜饮。鲜藕、鲜茅根各 120 克。将鲜藕洗净切片,鲜白茅根切碎,用水煮汁,可代茶饮。适用于血热型急性前列腺炎（血精）。

（7）鲜藕粥。粳米、鲜藕各 50 克,白糖适量。如常法将两味煮成粥,加入白糖调味,可作早餐食用。适用于血热型急性前列腺炎（血精）。

（8）鲜藕柏叶汁。鲜藕 250 克,侧柏叶 60 克。两味洗净,捣烂取汁,凉开水冲服。适用于血热型急性前列腺炎（血精）。

（9）槐花饮。陈槐花 10 克,粳米 30 克,红糖适量。先煮粳米,取汤,将陈槐花研面,调入米汤中,加入红糖调味,每日

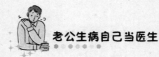

1次。适用于血热型急性前列腺炎(血精)。

(10)荸藕茅根饮。荸荠、生藕、鲜白茅根各等量。将3味用水洗净,再用水同煮,去渣即可,随意代茶饮。适用于湿热型急性前列腺炎。

12. 老公患了急性前列腺炎,在家如何进行调养?

(1)早期应嘱病人多饮水,进流质伙食,促使排尿。

(2)卧床休息,禁食辛辣刺激性食物。

(3)禁忌房事,避免性兴奋。

(4)润肠通便,下腹部或会阴部热敷或坐浴。

(5)有尿潴留者,可放置导尿管数日。

(6)疼痛剧烈时,可服用镇痛药,以缓解症状。

(7)急性炎症时不可做前列腺按摩,禁用尿道器械检查。

13. 治疗前列腺炎的苹果疗法具体是什么?

由于锌在血液和前列腺液中之含量与前列腺抗菌杀菌能力有关,所以采用含锌的药物来治疗慢性前列腺炎能否有效地被吸收,以及其适当剂量的正确掌握将是一件十分重要的事情。国外有的临床医学研究人员发现,苹果汁对锌缺乏症具有惊人的疗效,这项研究就是苹果疗法。与过去常用的含锌药物疗法相比,苹果汁比含锌高的药物更具有疗效,且具有安全、易消化吸收,易为病人所接受的特点。疗效与苹果汁浓度成正比,越浓疗效越佳。故慢性前列腺炎病人经常食用苹果是非常有益的饮食疗法。作为一种简便易行的治疗手段,苹果疗法容易被前列腺炎病人接受应用。

14. 慢性前列腺炎有哪些临床症状?

慢性前列腺炎病因不同,其表现各异;在不同时期,其症状亦不一样,可以说是一组复杂的症候群。归纳起来,临床

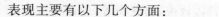

表现主要有以下几个方面：

（1）排尿。有尿频、尿急、尿痛、排尿困难、夜尿多等。有的病人于大、小便前后经尿道口滴出稀薄、清亮或乳白色的液体，即前列腺液。

（2）疼痛。由于持续的慢性炎症刺激，经过神经反射，可以引起病人会阴、肛门和阴囊等部位有严重的触痛感和坠胀感，并常可放射至耻骨上、腰骶部、两侧腹股沟、会阴部，还可引起下肢疼痛，使病人痛苦不堪，坐立不安。症状一般以晨间较为明显。

（3）性功能改变。有早泄、遗精、性欲减退或阳痿，部分病人有射精痛和血精。在部分不育症中，慢性前列腺炎是很重要的病因。

（4）神经衰弱。失眠多梦，乏力头昏，缺乏自信感，情绪低沉。有的记忆力减退，或表现为以神经衰弱为主的一类症状。

（5）转移症状。炎症播散至其他组织器官，引起感染，使机体产生变态反应，如关节炎、神经炎等。

此外，直肠指检时，前列腺可增大、正常或缩小，表面软硬不均，呈结节状或有触痛。多数病人有尿色改变，如尿色深、混浊，或终末排尿可见乳白色尿液；肉眼血尿比较少见，多数表现为镜下血尿。

15. 慢性前列腺炎与哪些感染有关系？

（1）上呼吸道感染。口腔及咽部细菌乘虚进入血流，先形成菌血症，细菌随血液流至前列腺而引起炎症。如细菌数量少，毒力较低，病人尚有抗病能力，故临床症状多不明显，但常因失治、误治，转变为慢性炎症过程。

（2）上尿路感染。如肾盂肾炎、膀胱炎等,通过血行或直接蔓延至腺体,引起炎症。

（3）下尿路炎症。如后尿道、膀胱颈部炎症,可直接侵及腺体,或因被污染的尿液进入与后尿道相通的前列腺小管。是造成腺体感染的重要途径。

（4）直肠炎症。直接蔓延或经淋巴道播散至前列腺部。

（5）精囊炎、附睾炎。常与慢性前列腺炎同时存在,相互影响。

（6）尿路损伤合并感染。尿液外渗、会阴部炎症,极易使前列腺被感染。

16.大部分前列腺炎症都能治疗吗?

能够治疗。但有时可能反复,然后引起更为严重的慢性炎症。

17.如果老公患了慢性前列腺炎,如何进行治疗?

主要治疗有:①使用抗菌素;②对前列腺进行有规律的按摩;③温水浴;④直肠电热疗法。

18.中医如何辨证治疗慢性前列腺炎?

中医认为,可将慢性前列腺炎按以下四型辨证施治。

（1）湿热型。

症见:小便时尿道口滴白且量多,尿频、尿急,尿道灼热刺痛,大便秘结,口中干苦而黏,少腹及会阴部胀满,直肠指检前列腺肿大,压痛明显。前列腺液脓细胞＋＋以上,前列腺液培养多有细菌生长,舌红,苔黄腻,脉弦滑数。

治法:清热利湿。

方药:淋浊康饮。连翘、金银花、蒲公英、黄芩、石韦、白花蛇舌草、木通、冬葵子、白茅根、土茯苓、瞿麦、萹蓄、栀子。

（2）血淤型。

症见:病程较长或会阴受伤,会阴部刺痛明显,痛引睾丸、阴茎、少腹或腰部,小便滴沥涩痛,或见肉眼血精,眼眶黧黑。直肠指检前列腺质地较硬或有结节,前列腺液中夹有脓细胞,舌质有淤斑,脉涩。

治法:活血化淤。

方药:活血散淤汤。当归、赤芍、桃仁、川芎、苏木、丹皮、槟榔、枳壳、栝楼、大黄。

（3）脾虚型。

症见:病程较长,或素体脾虚,终末尿滴白,尿意不尽,尿后余沥,会阴部坠痛,劳累后加重,神疲乏力,面色少华,心悸自汗,纳食不香,舌淡而胖,脉细弱。

治法:补中益气。

方药:补中益气汤。人参、白术、甘草、升麻、柴胡、当归、陈皮。

（4）肾虚型。

症见:病程较长,有房劳过度或手淫史,腰酸酸软,阳痿梦遗,肉眼血精,尿末滴白,尿道口时流黏液,小便余沥不尽,五心烦热,失眠多梦。前列腺液中卵磷脂小体明显减少,或有红细胞,舌红苔少或有剥苔,脉细数。

治法:补肾涩精。

方药:菟丝子丸。菟丝子、沙苑子、生地黄、熟地黄、益智仁、牡蛎、茯苓、山药、车前子、远志。

19.怎样治疗前列腺炎症?

主要有:①静养;②使用抗菌素;③多喝温水;④不要饮用酒精类饮料或食用辛辣味浓的食物;⑤使用缓解紧张和疼

痛的镇静剂;⑥炎症期间不能性交;⑦慢性前列腺炎可反复
进行适当按摩;⑧温水坐浴。

20.如果老公患有前列腺炎,有什么样的危害及影响?

(1)影响性功能。前列腺炎容易导致阳痿、早泄。由于
疾病长期未能治愈,各种症状和不适在性交后加重,或直接
影响性生活的感受和质量,对患者造成一种恶性刺激,渐渐
对性表现出一种厌恶感,导致阳痿、早泄等现象。

(2)影响正常的生活和工作。由于炎症的刺激,产生一
系列症状,如腰骶、会阴、睾丸等部位胀痛、尿不尽、夜尿频多
等,使患者烦躁不安,影响工作和生活。

(3)影响生育。可导致男性不育。长期的慢性炎症,使
前列腺液成分发生变化,前列腺分泌功能受到影响,进而影
响精液的液化时间,精子活力下降,可以导致男性不育。

(4)传染配偶引起妇科炎症。前列腺炎可以传染给妻
子,特别是一些特殊病菌感染引起的前列腺炎,其炎症可以
通过性交途径传染给妻子而引起配偶的妇科疾病。如霉菌
性前列腺炎、滴虫性前列腺炎、淋病性前列腺炎、非淋菌性
(衣原体、支原体)前列腺炎等。

(5)导致内分泌失调,引起精神异常。正常情况下,前列
腺能分泌多种活性物质。由于前列腺发生炎症,内分泌失
调,可引起神经衰弱,以致精神发生异常;亦可出现失眠多
梦、乏力头晕、思维迟钝、记忆力减退等症状。

(6)导致慢性肾炎,发展为尿毒症。前列腺炎如不及时
治疗,可导致前列腺增生,对膀胱出口进行压迫,使尿液不能
完全排空,出现残余尿。残余尿是细菌繁殖的良好培养基,
加之膀胱黏膜防御机制受损,故极易导致尿路感染如肾盂肾

炎等,此时如治疗不彻底,由肾盂肾炎、肾积水等,进而发展为肾炎,最后发展为尿毒症。

21.前列腺肥大的一般症状是什么? 前列腺会自然肥大吗?

其一般症状为:①尿频;②始出尿很慢;③尿量少而尿流无力;④排尿前后有尿点滴而出;⑤排尿时有灼热感;⑥急性尿闭;⑦排尿时出血。腺体越肥大,阻塞越严重,症状也就越明显。

前列腺会自然肥大的。从40～45岁起,几乎所有男性的前列腺都会逐渐肥大。但并非所有人都会出现前列腺肥大的症状,这也是正常的老年化过程的一种表现。

22.性交次数与前列腺肥大有关系吗?

没有。

23.老公出现了前列腺肥大,但并未发现有排尿的障碍,需要请医生诊治吗?

暂时不用。只有在出现了排尿障碍后,前列腺肥大才需要请医生诊治。

24.如果老公患有前列腺疾病,在日常生活中应当注意些什么?

(1)规律的性生活。

(2)避免酗酒和食用大量辛辣食物。

(3)不要长时间久坐或骑车。

(4)注意局部保暖。

(5)增强机体的免疫力和抗病能力。

(6)不要滥用抗生素。

(7)避免局部不必要的医疗检查和操作。

(8)培养良好的应付方式。

(9)对前列腺疾病的相关知识作一定了解。

(10)发展自身兴趣爱好,进行适当体育锻炼以转移对前列腺疾病的心理负担,消除焦虑情绪,防止产生精神症状。

25.哪种年龄易患前列腺癌?

在60~80岁。

26.前列腺癌有无症状表现?

早期无症状。当癌肿引起膀胱颈及后尿道梗阻时可出现症状,血尿较少,部分病人以转移症状就诊,表现为腰背痛,坐骨神经痛等。故对男性原发灶不明的转移癌,应排除前列腺癌。

侵及膀胱颈后尿道,有尿道狭窄炎性症状,尿频、尿急、尿痛、血尿和排尿困难。患者有慢性消耗症状,消瘦、无力、贫血。

在早期阶段,病人并没有一点特征。随着病情的发展,病人可能会注意到以下情况:尿频、尿急;尿潴留;排尿时有辛辣的感觉;难以形成尿流;血尿;排尿疼痛;骨头疼痛。

已到前列腺癌晚期的病人可能还带有以下复杂情形:骨髓压抑症;骨瘤转移;副肿瘤综合征;含钙量高;疼痛;高尿酸;胸膜渗漏;腿部肿胀。

27.中医如何辨证治疗前列腺癌?

中医认为,前列腺癌可按以下六型进行辨证施治。

(1)湿困脾阳型。

症见:从肛门触及前列腺包块,排尿困难,少腹胀痛,小便闭塞不通或有血尿,纳差,口渴而不欲饮,身重倦怠,嗜卧,舌苔黄腻,脉象濡缓。

治法：健脾燥湿，通利小便，佐以抗癌。

方药：四苓散加味。

（2）湿热蕴结型。

症见：直肠指检触及前列腺部包块，少腹急胀难忍，小便短赤，点滴而下，心烦，睡眠不安，口渴，口舌糜烂，舌质红，苔黄腻，脉数有力。

治法：清热化湿，利尿通淋。

方药：八正散加味。

（3）肝气不舒型。

症见：直肠指检触及前列腺部包块，排尿困难，有血尿，目眩口苦，两胁胀痛，嗳气欲呕，心烦易怒，舌质淡红，苔薄黄，脉弦有力。

治法：疏肝理气，通利膀胱，佐以抗癌。

方药：逍遥散加味。

（4）淤血内阻型。

症见：直肠指检触及前列腺部包块，小便点滴不畅，甚则小便难出，少腹急痛难忍，下腹部固定性疼痛，舌质暗红有淤斑，苔薄黄，脉沉涩。

治法：破淤散结，通利水道，佐以抗癌。

方药：抵当汤加味。

（5）阴虚火旺型。

症见：直肠指检触及前列腺部肿块，小便滴沥或不通，尿少色赤，头晕目眩，腰膝酸软，耳鸣耳聋，五心烦热，潮热盗汗，口燥咽干，舌质红，苔薄黄，脉细数。

治法：滋阴清热，通利水道，佐以抗癌。

方药：知柏地黄汤加味。

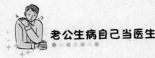

（6）阳气虚弱型。

症见：直肠指检触及前列腺部肿块，小便不通或滴沥不爽，尿色清白，排出无力，食欲不振，四肢不温，面色淡白，语音低弱，伴有阳痿或早泄，舌质淡，苔薄白，脉沉弱。

治法：温阳益气，通利膀胱，佐以抗癌。

方药：济生肾气丸加味。

28. 如何预防护理前列腺癌？

（1）老年人健康检查时，应特别注意前列腺情况。

（2）利用现有一切手段进行细致检查。

（3）对不能确诊的患者，应定期随访，必要时早期切除。

（4）食物中保证摄入足量的硒，权威医学临床实验证明发现人体血液中硒浓度高的男性患前列腺癌的概率会低 4～5 倍。硒元素普遍存在土壤中，鸡蛋和青花鱼含有大量的无机硒。而较无机硒，绿色蔬菜中的有机硒更利于人体吸收，男性多吃蒜、嫩茎花椰菜和陀螺蘑菇，就可以较好地吸收有机硒能有效预防前列腺癌。

（5）日常饮食注意选择富含番茄红素的食物也是不错的选择，西红柿、杏、番石榴、西瓜、番木瓜和红葡萄均含有较多的番茄红素，其中尤以西红柿中的含量为最高。

29. 前列腺摘除术会造成阳痿吗？

一般的前列腺摘除术不会造成阳痿。但根治性的前列腺全部摘除术将使患者丧失性生活能力。不过，大多数前列腺癌的患者都已接近性生活的结束时期，因此影响并不大。

二十、性功能障碍

1. 什么叫男性性功能障碍?

正常男性的性功能包括性欲、阴茎勃起、性交射精、性欲高潮、勃起消退等几个环节。这些过程不仅需要神经系统、血管系统、内分泌系统及生殖器官的协同作用,而且还要有健全的精神心理状态才能进行。其中一个环节发生障碍,则引起性行为和性感觉的反常及缺失。当影响到性功能完善时,通常就称为男性性功能障碍。主要以下症状为主:性欲低下与性欲亢进;阳痿;阴茎异常勃起;早泄与射精过快;遗精;血精;不射精;逆行射精;射精疼痛;性交疼痛;性生活不和谐等。

2. 导致男性性功能衰退的原因有哪些?

男性性功能衰退的主要原因是由于睾丸出现退行性变化,随之引起脑、垂体、肾上腺和性功能发生变化。性功能衰退还与精神心理因素、健康状况及其他慢性疾病,如糖尿病、睾丸炎、睾丸肿瘤、肝硬化、下丘脑及垂体病变、甲亢、血液病等有关。可分为:性欲障碍、勃起障碍、性交障碍、射精障碍和性感觉障碍。性欲障碍:主要有性欲减退、性厌恶和性欲亢进3种。其原因可以是器质性异常或心理性异常,故不能达到和谐的性生活。

3. 何谓阳痿?

阳痿属于勃起障碍的一种,是最为常见的性功能障碍。

广义的含义,凡性欲低下、阴茎不能勃起、射精快等性功能障碍统称为勃起功能障碍;狭义的含义,即指阴茎不能勃起进行性交或阴茎虽然能勃起,但不能维持足够的硬度以完成性交,时间已达1年以上。医学专家将前者称为完全性勃起功能障碍,后者称为不完全性勃起功能障碍。病因可以是器质性或精神性的。

4.导致阳痿的原因有哪些?

器质性病变所致的勃起功能障碍为30%～50%,临床表现为阴茎任何时候都不能勃起。近年来研究发现,勃起功能障碍患者中半数以上由动脉梗阻、静脉闭锁不全、神经原因(脊髓损伤)、阴茎平滑肌瘢痕及性激素失调等病因所致。有人将器质性勃起功能障碍的原因分为神经性、血管性、内分泌性、其他全身疾患、外科与创伤性感觉神经功能紊乱及药物相关性等。临床上许多患者常存在着多种因素的病因,同时大多数器质性勃起功能障碍患者也有继发性精神因素的病因。上述诸因素的影响,使性兴奋中枢及神经支配失常,海绵体血流供应障碍,阴茎基底部静脉的平滑肌束不能有效阻断回流的血液,静脉流出道不能起阻流作用,当这些血液动力学过程不能协调时,就发生了勃起功能障碍。

心理性勃起功能障碍与个人接受的性教育、早期的性体验、与配偶关系的不协调、性刺激的不当或不充分有关。更值得注意的是,来自于工作、社会和家庭的压力,使许多人出现生理、情感的症状和勃起功能障碍。另外,对疾病、怀孕、亲密行为、射精及对配偶或普通女性的厌恶,使人焦虑是常见的抑制原因。若抑郁与焦虑同时存在,更易促发勃起失败,造成失败——抑郁——性回避的恶性循环。即使是性生

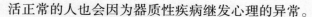

活正常的人也会因为器质性疾病继发心理的异常。

5. 当老公出现勃起功能障碍时,应如何处理?

如果是偶尔出现,应加强沟通,注意情绪及心理上的平复及安慰,鼓励并陪同前往心理医生处就诊,在医生建议下夫妻配合治疗,同时可适当选用一些相应的中成药短期服用。如果长期勃起障碍,必须到医院作全面诊查。

6. 可以选用哪些中成药来治疗勃起功能障碍?

金匮肾气丸:生地黄、山药、山茱萸、泽泻、茯苓、牡丹皮、附子、肉桂。功效为益肾壮阳,每日2次,每次1丸。在医生指导下长期服用可增强体质,提高免疫能力,提高性兴奋,达到治疗勃起功能障碍的目的。

无比山药丸:山茱萸、熟地黄、山药、茯苓、泽泻、赤石脂、杜仲、五味子、巴戟天、肉苁蓉、菟丝子、牛膝。有补肾之阴阳、益肾之精,兼收摄肾气之功效,每日2次,每次1丸。

右归丸:熟地黄、山药、山茱萸、枸杞子、鹿角胶、菟丝子、杜仲、当归、肉桂、附片、炙甘草。有温补肾阳,填精补血之效,每日2次,每次1丸。可治疗肾阳虚弱所致的勃起功能障碍,力量较肾气丸更强。

六味地黄丸:熟地黄、山萸肉、山药、泽泻、牡丹皮、茯苓。可滋补肝肾。用于肝肾阴虚者,每日2次,每次1丸。

龙牡固精丸:熟地黄、沙苑子、韭菜子、海狗肾、蛇床子、山茱萸、黄芪、荷叶、黄精、芡实、煅龙骨、煅牡蛎。可壮阳,益肾,宁神,每日2次,每次1丸。用于阳虚不宁,肾虚勃起功能障碍者。

滋肾丸:知母、黄柏、肉桂。有清化湿热之功,每日2次,每次1丸。用于勃起功能障碍兼见排尿次数多或排尿不

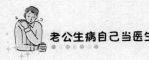

畅者。

以上中成药都可对相应症状的勃起功能障碍起到治疗和缓解作用,但一定要在医生指导下服用。

7.中医如何辨证治疗阳痿?

中医认为,阳痿有虚实之分。多年以来,中医治疗阳痿积累了大量经验,取得了确切疗效。辨证分型如下。

(1)命门火衰。

症见:阳事不举或勃起不坚,腰腿酸痛,神疲乏力,畏寒肢冷,面色苍白,耳鸣脱发,牙齿松动,舌淡,苔白,脉多沉细(多见于老年人)。

治法:温肾壮阳。

方药:右归丸加减。

(2)心脾两虚。

症见:阳事不举,面色萎黄,不思饮食,身倦乏力,心悸失眠,舌淡,苔少,脉细弱(多见于脑力劳动者)。

治法:补益心脾。

方药:归脾汤加减。

(3)肝郁失疏。

症见:勃起功能障碍(阴茎不起),或勃起而不坚,精神不悦,胸闷不舒,胸胁胀痛,舌质淡红,脉弦细(多见于肝气郁结者,常伴有七情内伤史)。

治法:疏肝解郁。

方药:达郁汤加减。

(4)阴虚火旺。

症见:阳举不坚,临房即软,伴有早泄,心悸盗汗,腰膝酸软,精神紧张,足跟疼痛,溲黄便干,舌红,苔少,脉细数(多见

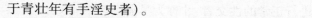

于青壮年有手淫史者)。

治法:滋阴降火。

方药:知柏地黄汤加减。

(5)湿热下注。

症见:阳事不举,阴茎萎软,阴囊潮湿或痒痛,尿后有余沥,排尿热赤,体困倦怠,舌苔黄腻,脉弦数或弦滑(多见于形体丰实者)。

治法:清利湿热。

方药:龙胆泻肝汤加减。

(6)惊恐伤肾。

症见:卒遇惊恐,骤然勃起功能障碍,心悸失眠,心情抑郁,舌淡,苔薄白,脉弦细有力(多见于平素胆怯多疑之人)。

治法:益肾安神。

方药:大补元煎与安神定志丸加减。

(7)肾虚血淤。

症见:阳痿不举或举而不坚,头晕目眩,精神不振,面色晦暗,舌质紫暗见淤斑,脉沉涩(多见于久病且屡经其他方法治疗无效者)。

治法:补肾化淤。

方药:少腹逐淤汤加减。

8. 什么叫早泄?

早泄是男子性功能障碍中最常见的一种,亦是对正常性功能误解最多的一个问题。不同的人对它有不同的理解,每个患者诉说的早泄含义也很混乱。大多数人所说的早泄,实际上是指性交时间较短。严格说来,只有在性交时,男方尚未与女方接触,或阴茎进入阴道后不到 2 分钟,便发生射精,

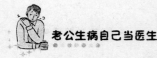

以致不能进行正常的性交者,才称为早泄。

9. 引起早泄的原因有哪些?

一般认为,早泄多数与精神因素有关,是由于大脑皮质性中枢兴奋增强所致。一部分由于经验不足,伴侣间互相配合不够,因而发生早泄。也有一部分人,因初次性交失败造成了思想压力,从而引起一系列病变。恐惧、焦虑等往往是早泄的诱发因素。还有一些人长期恣情纵欲、贪色无度、手淫过频等因素亦可诱发早泄。

器质性病变也是导致早泄发生的重要原因,如慢性前列腺炎、后尿道炎、精囊炎、精阜炎、脑脊髓病变、糖尿病、包皮系带过短、严重包茎、神经系统疾病(如多发性硬化、脊髓瘤、癫痫、心脑血管意外等)、乙醇或吗啡中毒等均可引起早泄的发生。

另外,婚后房事过度、身体疲劳、夫妻间协调配合缺乏等情况也是不容忽视的发病因素。

10. 当老公出现早泄时,应当如何处理?

患病后,最好配合老公一起就诊进行治疗。听取医生对早泄由来的解释,消除顾虑,克服不正常的心理,树立夫妻间的治疗信心,尤其要理解男方的焦虑,不要责怪和埋怨,以免不能取得良好的治疗效果,反而促使病情加重。由此可见,只有男女双方的性和谐,才能获得最好的治疗效果。

以性作为焦点来治疗早泄,是致力于增进射精迫切感的感受,并使射精具有自控能力的一种疗法。但在整个治疗过程中夫妻双方都容易经历挫折和失败,要更多地理解与安慰男方,尽量通过合作来得到解决。

当早泄现象偶然出现时,要尽量谅解并帮助其克服恐惧、紧张的心理,也可暂时分居一段时间进行调适。

11. 中医如何辨证治疗早泄?

中医认为早泄多属肾虚证。临床辨证辨病基础上,分四型论治。

(1)肾气虚损。

症见:早泄,性欲减退,腰酸腿软,神疲乏力,大汗淋漓,排尿清长而频数,面色晦暗,舌淡,苔薄白,脉沉弱。

治法:温补肾气。

方药:济生种精丸加减。

(2)阴虚火旺。

症见:早泄,性欲亢进,五心烦热,夜寐盗汗,面色潮红,口干尿黄,眩晕头痛,腰酸腿软,目赤耳鸣,舌红,少苔,脉弦或细数。

治法:滋阴清热。

方药:大补元煎加减。

(3)心脾两虚。

症见:早泄,气短无力,面色不华,性欲淡漠,心悸健忘,多梦自汗,食少纳呆,腹胀便溏,舌质淡,脉细。

治法:补益心脾,固涩精气。

方药:归脾汤加减。

(4)肝经湿热。

症见:早泄,阴茎易举,口苦纳呆,阴囊热痒,排尿黄赤,胸闷胁痛,舌红,苔黄腻,脉弦数。

治法:清泄湿热。

方药:初起宜选龙胆泻肝汤,中期改用知柏地黄汤。

12. 什么是性欲低下?

性欲低下指的是持续地或反复地对性生活的欲望不足

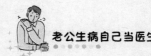

或完全缺乏。可分为完全性性欲低下和境遇性性欲低下。大多数完全性性欲低下者每月仅性生活一次或不足一次,但在配偶要求性生活时可被动服从;境遇性性欲低下只是在某一特定环境或某一特定性伴侣的情况下发生。

13.引起性欲低下的原因有哪些?

引起性欲低下的原因较为复杂,多分为以下几方面:

(1)精神心理因素。对性生理学或解剖学没有足够的了解;对性生活没有正确的认识,认为性生活是肮脏、不道德的行为;缺乏自信心,对自己的外貌或体形不满意,从而感到自卑、内疚或者羞愧;对配偶感情冷淡,夫妻性生活不协调等因素干扰了性生活的意境,对性生活的自主性起到危害作用。精神抑郁、恐惧心情、神经过敏症均可使性欲低下,非性交性行为习惯存在也常引起性欲减退,这是性驱动力被扭曲的结果,一般日常生活的压力与性驱动力呈负相关,生活压力越大,性驱动力越低,长期紧张的生活节奏和不断的生活挫折与打击,可诱发性欲减退,受传统观念影响和婚前性行为的社会不认可性,使某些人从性生活中得到的不是心理满足而是压抑和罪恶感,从而引起性欲低下。

(2)全身性疾病因素。几乎所有严重的全身性急、慢性疾病都可导致男性性欲低下。肝硬化、慢性肾功能衰竭、慢性活动性肝炎等全身性疾病,可破坏正常的激素代谢过程,导致患者生理和心理上的衰竭状态并伴有性欲的减退、缺失。遗传性及营养性疾病亦可引起性欲低下。

(3)器质性因素。生殖器官局部的器质性病变如包茎、阴茎硬结症,阴茎发育不全等,常因机械性、心理性或生理性因素,使性交困难或不能性交,久之可导致性欲低下,甚至无性欲;内分泌系统疾病,生殖腺功能低下、甲状腺功能低下或亢进、肾上腺皮质疾病、垂体疾病都可导致性欲的减退,没有性交的欲望;神经系统疾病如脑损伤、中风、瘫痪等神经系统病变,均可造成性功能障碍,主要是性高潮缺失及性欲低下甚至害怕性生活;其他器质性病变,如心血管系统、呼吸系统、消化系统、运动系统的各种器质性病变,对性功能产生不同影响。

(4)药物因素。很多药物可导致男性性功能减退,阳痿和射精异常。比较常见的有抗高血压药:①几乎所有抗高血压药物均有不同程度引起性功能紊乱的副作用。②抗精神病药:与抗高血压药物相似。③滥用药物:海洛因、美沙酮、中等剂量大麻长期应用,可引起性功能障碍;④其他药物:甲氰咪胍、氮芥、长春新碱、地高辛、炔雌醇、6-2-17羟孕酮等可诱发性欲低下的发生。

(5)年龄因素。随着年龄的增长,性能力也有一个正常的衰退过程,在性反应生理学上表现为勃起的时间延长,精液的射出减弱,不应期延长,性交频率也呈递减趋势;但是这些变化并不意味着性欲或性需求的必然减退。

14.如果老公出现性欲低下,应该如何治疗?

与其他躯体疾病的治疗一样,重要的是寻找病因,消除病因,才能获得有效治疗。

凡由器质性疾病所导致的男性性欲低下,应针对其病症采取相应治疗,消除影响因素,可以改善性欲低下状况。

绝大多数的男性性欲低下者,因其属功能性的,应采用性咨询和指导为主的精神心理疗法,精神心理治疗的原则是:

（1）调动患者的主观能动性，男性性欲低下患者必须有治疗的愿望，这是关键，医生与配偶均应从语言上、态度上关心和同情他们，使其建立信心，明确接受治疗的必要，从而很好配合。

（2）治疗的重点是改善夫妻性生活关系及协调性生活，以保障精神心理治疗有可靠的感情基础，因而治疗中，尽可能克服偏见或不正确看法，消除思想紧张和顾虑，在医生指导下，夫妻间注意交流技巧。

（3）注意排除影响性欲的环境因素。

（4）应根据夫妻的具体情况，制定精神心理治疗方案，并掌握循序渐进的原则。

（5）应注意疏导不利于夫妻性生活的认识障碍，有性欲低下者，误认为对性生活缺乏兴趣，就不能参加性活动，混淆了性接受与性唤起状态的关系。临床实践证明：对性活动缺乏兴趣者，通过正常性生活体验，可使性欲发生积极的变化。

（6）合理应用药物进行系统治疗，在医生指导下，服用甲基睾丸素，丙酸睾丸酮等雄激素类药物，有一定的疗效。